Teena Haneef
Anandaraj S.
Deepak Jose

Dominar a sedação consciente em Odontopediatria

Teena Haneef
Anandaraj S.
Deepak Jose

Dominar a sedação consciente em Odontopediatria

Uma abordagem suave para gerir a ansiedade dentária nas crianças

ScienciaScripts

Cover image: www.ingimage.com

This book is a translation from the original published under ISBN 978-3-330-02341-3.

Publisher:
Sciencia Scripts
is a trademark of
Dodo Books Indian Ocean Ltd. and OmniScriptum S.R.L publishing group

120 High Road, East Finchley, London, N2 9ED, United Kingdom
Str. Armeneasca 28/1, office 1, Chisinau MD-2012, Republic of Moldova, Europe
Managing Directors: Ieva Konstantinova, Victoria Ursu
info@omniscriptum.com

Printed at: see last page
ISBN: 978-620-8-40737-7

Índice

INTRODUÇÃO

Os termos "medo" e "ansiedade" são muitas vezes utilizados indistintamente em medicina dentária, mas estes dois conceitos têm algumas diferenças. O medo é um sentimento subjetivo, que é uma reação a um perigo conhecido, enquanto a ansiedade é a inquietação interior quando os pacientes explicam os seus problemas, o pânico, atingindo o grau de preocupação, um conceito que é caracterizado por uma combinação de sintomas psicológicos e neurovegetativos[1] A gestão da ansiedade é de extrema importância em medicina dentária. Muitos pacientes podem ter alguma forma de ansiedade relacionada com o tratamento dentário e é referido que a ansiedade dentária ocupa o quinto lugar quando comparada com todos os tipos de ansiedade com que um indivíduo lida no seu quotidiano[2]. Gerir o comportamento de crianças jovens imaturas e ansiosas, bem como daquelas com necessidades especiais de cuidados de saúde, é um desafio para a odontopediatria. A maioria das crianças durante o tratamento dentário está relaxada e relativamente cooperante, mas algumas apresentam birras indesejáveis que podem levantar as dificuldades do médico em proporcionar um tratamento seguro e aceitável. É consensual que a gestão do comportamento é um fator chave no tratamento de crianças em odontopediatria. De facto, se o comportamento de uma criança no consultório dentário não puder ser gerido, então é difícil, se não impossível, realizar qualquer tratamento dentário que seja necessário. A gestão do comportamento é, portanto, um dos marcos da especialidade.

A Academia Americana de Odontopediatria reconhece que, ao prestar cuidados de saúde oral a bebés, crianças e adolescentes, os prestadores de cuidados de saúde dentária podem utilizar um conjunto contínuo de técnicas de orientação comportamental, tanto não farmacológicas como farmacológicas. Tendo em mente os objectivos da orientação comportamental

i. e. Para estabelecer a comunicação, aliviar o medo, prestar cuidados dentários de qualidade e promover uma atitude dentária positiva numa criança, podem ser utilizadas várias técnicas.

As crianças num contexto dentário são inicialmente e normalmente tratadas utilizando abordagens não farmacológicas. Quando essas abordagens não conseguem resolver os problemas emocionais, psicológicos ou cognitivos de uma criança numa interação mutuamente aceitável com um profissional de medicina dentária, são sugeridas intervenções farmacológicas para procedimentos de diagnóstico e terapêuticos[3]. A maioria dos pacientes pediátricos dentários pode ser gerida eficazmente num ambiente dentário convencional utilizando as técnicas básicas de orientação comportamental. O tratamento prolongado que envolve múltiplas visitas aumenta a probabilidade de comportamento não cooperante e perturbador nas crianças, pelo que a sedação consciente é uma alternativa valiosa e necessária. O objetivo da sedação consciente é aliviar o medo e a ansiedade, a fim de prestar um serviço o mais confortável, eficiente e de alta qualidade possível e de devolver o paciente a um estado psicológico em que seja possível uma alta segura. Isto ajuda a produzir no doente uma atitude psicológica positiva relativamente a cuidados futuros. A sedação consciente serve apenas como um complemento às técnicas de modelação comportamental, e não como um substituto.

DEFINIÇÃO E CONCEITO

Sedação consciente

Um nível de consciência minimamente deprimido que mantém a capacidade do doente de manter as vias respiratórias de forma independente e contínua e de responder adequadamente a estímulos físicos ou comandos verbais e que é produzido por um método farmacológico ou não farmacológico ou por uma combinação dos mesmos.

Sedação mínima (terminologia antiga - ansiólise): um estado induzido por fármacos durante o qual os doentes respondem normalmente a comandos verbais. Embora a função cognitiva e a coordenação possam estar comprometidas, as funções ventilatórias e cardiovasculares não são afectadas.

Sedação moderada: (terminologia antiga - sedação conscientell ou - sedação/analgesial): uma depressão da consciência induzida por fármacos durante a qual os doentes respondem propositadamente a comandos verbais (por exemplo, -abra os olhosl , quer isoladamente quer acompanhado de uma leve estimulação tátil - uma leve pancada no ombro ou na face, não uma fricção esternal). Com sedação moderada, não é necessária nenhuma intervenção para manter uma via aérea patente, e a ventilação espontânea é adequada. A função cardiovascular é geralmente mantida.

Sedação profunda (-deep sedation/analgesiall): depressão da consciência induzida por fármacos durante a qual os doentes não podem ser facilmente despertados, mas respondem propositadamente após repetidos estímulos verbais ou dolorosos (por exemplo, afastando propositadamente os estímulos nocivos). A capacidade de manter a função do ventilador de forma independente pode estar comprometida. Os doentes podem necessitar de assistência para manter as vias aéreas desobstruídas e a ventilação espontânea pode ser inadequada. A função cardiovascular é geralmente mantida. Um estado de sedação profunda pode ser acompanhado por uma perda parcial ou total dos reflexos protectores das vias aéreas.

Anestesia geral

Perda de consciência induzida por fármacos durante a qual os doentes não são despertáveis, mesmo com estímulos dolorosos. A capacidade de manter a função ventilatória de forma autónoma está frequentemente comprometida. Os doentes necessitam frequentemente de assistência para manter as vias respiratórias desobstruídas e pode ser necessária ventilação com pressão positiva devido a uma ventilação espontânea deprimida ou a uma depressão da função neuromuscular induzida pelo fármaco. A função cardiovascular pode estar comprometida.

OBJECTIVOS DA SEDAÇÃO CONSCIENTE[4]

1. Reduzir ou eliminar a ansiedade
2. Reduzir os movimentos e reacções adversas ao tratamento dentário
3. Melhorar a comunicação e a cooperação com os doentes
4. Aumentar o limiar de reação à dor
5. Aumentar a tolerância para consultas mais longas
6. Ajudar no tratamento de doentes com deficiência mental/física ou com problemas médicos
7. Reduzir o engasgamento
8. Potenciar o efeito de sedativos

INDICAÇÕES:[4]

1. Pacientes medrosos e ansiosos para os quais as técnicas básicas de orientação comportamental não foram bem sucedidas.

2. Pacientes que não podem cooperar devido a uma falta de maturidade psicológica ou emocional e/ou a uma deficiência mental, física ou médica.

3. Pacientes para os quais o uso de sedação pode proteger a psique em desenvolvimento e/ou reduzir o risco médico.

4. Um doente cujo reflexo de vómito interfere com os cuidados dentários.

5. Uma criança cooperante submetida a um longo procedimento dentário.

6. Um doente para o qual não é possível obter anestesia local profunda.

CONTRA-INDICAÇÕES:

1. Paciente cooperativo com necessidades dentárias mínimas

2. Condições médicas e/ou físicas predisponentes que tornariam a sedação desaconselhável

3. A sedação de crianças com menos de dois anos de idade está associada a riscos extremos e deve ser efectuada em colaboração com um anestesista.

DIFERENÇAS ANATÓMICAS E FISIOLÓGICAS ENTRE UMA CRIANÇA E UM ADULTO

Os sistemas fisiológicos crescem e desenvolvem-se a ritmos diferentes, particularmente em crianças com menos de 8 anos de idade. Uma boa compreensão das diferenças anatómicas e fisiológicas das crianças é crucial para a prática segura da gestão farmacológica, que é mais tipicamente utilizada para gerir crianças em idade pré-escolar.

As caraterísticas anatómicas **que predispõem uma criança para a obstrução das vias respiratórias são as seguintes**

1) Uma criança tem uma língua relativamente grande e colocada posteriormente, com cabeças grandes e pescoços curtos.

2) As narinas, a orofaringe e a traqueia de uma criança são relativamente estreitas. A respiração pode ser dificultada pela irritação da mucosa.

3) As secreções salivares de uma criança são mais pronunciadas.

4) A laringe é colocada mais ventralmente ao nível de C3-4 versus c5-6 no adulto. Até à idade de 8 a 10 anos, a parte mais estreita é uma membrana mucosa sensível da cartilagem cricoide e não a glote como no caso dos adultos. A laringe da criança tem a forma de um funil, enquanto no adulto é mais cilíndrica. A epiglote é longa, rígida, em forma de U e projecta-se posteriormente num ângulo de 45 graus.

5) A traqueia mede 4 a 5,7 cm da glote ao canino contra 6 a 8 cm no adulto e tem um diâmetro estreito de cerca de 6 cm. É mais suscetível de obstrução.

6) A classificação do tamanho das amígdalas deve ser efectuada em todos os doentes antes da sedação em [4]. Os pacientes com tecido amigdaliano

que ocupa mais de 50% do espaço faríngeo correm o risco de obstrução respiratória e devem ser consideradas opções de tratamento alternativas. Padronizar o sistema de avaliação do tamanho das amígdalas (De BRODSKY L)[4]

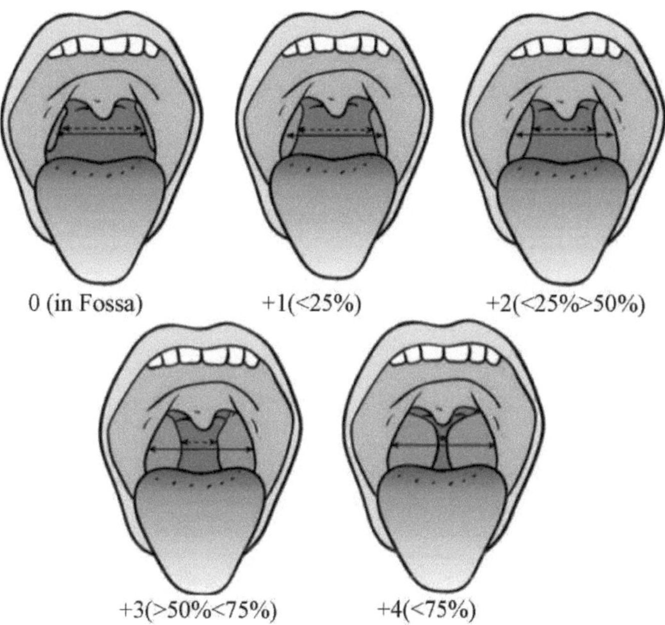

- 0 - amígdalas no interior da fossa amigdalina sem obstrução do ar;
- 1+ - amígdalas ligeiramente fora da fossa amigdalina, apresentando 25% de obstrução ao ar;
- 2+ - amígdalas com 25-50% de obstrução ao ar;
- 3+ - amígdalas com 50-75% de obstrução ao ar;
- 4+ - amígdalas com 75% de obstrução ao ar

7) Na posição de repouso, as costelas da criança estão colocadas horizontalmente, tornando os intercostais ineficientes. Por conseguinte, o diafragma é o principal músculo respiratório e tudo o que limita o esforço diafragmático deve ser evitado. Uma posição de inclinação da cabeça de 20

a 30 graus é a melhor para tratar uma criança.

8) O tórax mais pequeno com menor capacidade de expansão, o maior encerramento das vias aéreas (especialmente em crianças em idade pré-escolar) devido a anéis de cartilagem incompletos e costelas moles e as vias aéreas periféricas pequenas tornam as crianças mais propensas a uma rápida dessaturação em caso de obstrução ou depressão respiratória. Por este motivo, as crianças com apneia do sono não são boas candidatas a sedação. A ventilação alveolar (AV) é maior, mas a capacidade residual funcional (FRC) é menor, pelo que o volume de gás remanescente após uma expiração normal é menor. Além disso, a relação AV/FRC determina as alterações na concentração do gás inspirado. AV/FRC - 5 vezes a do adulto e as crianças reagem mais rapidamente aos gases inalados.

8) Taxas respiratórias

- Frequência respiratória mais elevada - TMB mais elevada

Taxas respiratórias pediátricas

Age	***Rate*** *(breaths per minute)*
Infant (birth–1 year):	30–60
Toddler (1–3 years):	24–40
Preschooler (3–6 years):	22–34
School-age (6–12 years):	18–30
Adolescent (12–18 years):	12–16

SISTEMA CARDIOVASCULAR

Os parâmetros cardiovasculares são diferentes nas crianças.

- O ritmo cardíaco é mais rápido e a tensão arterial é mais baixa do que nos adultos.

- As crianças são mais susceptíveis a bradicardia, diminuição do débito cardíaco e hipotensão.

- A estimulação vagal devido à pressão sobre os globos oculares, a aplicação de compressas na garganta e a entubação traqueal provocam um aumento do tónus parassimpático e conduzem ainda a bradicardia

- Ao contrário do que acontece na população adulta, a frequência cardíaca é o principal fator determinante da pressão arterial nas crianças. Os mecanismos de compensação para manter a pressão arterial adequada quando a frequência cardíaca está deprimida não estão bem desenvolvidos nas crianças. Assim, uma diminuição da frequência cardíaca leva a uma diminuição correspondente da pressão arterial e da oxigenação dos tecidos. Esta consideração é importante quando se administram medicamentos que deprimem a frequência cardíaca na população pediátrica.

- O miocárdio do bebé adapta-se mal a alterações súbitas da pós-carga. A sobrecarga de fluidos e a hipertensão sistémica podem levar à insuficiência cardíaca.

- A circulação periférica está pouco desenvolvida e a absorção das injecções intramusculares é baixa.

Pulsação média em diferentes idades

Age	Lower Limits of Normal	Average	Upper Limits of Normal
Newborn	70	120	170
1-11 mo	80	120	160
2 yr	80	110	130
4 yr	80	100	120
6 yr	75	100	115
8 yr	70	90	110
10 yr	70	90	110

From Behrman RE, Vaughn VC III: *Nelson textbook of pediatrics*, ed 12, Philadelphia, 1983, WB Saunders.

Pressão arterial média normal em diferentes idades

Ages	Mean Systolic ±2 SD	Mean Diastolic ±2 SD
Newborn	80 ± 16	46 ± 16
6 mo-1 yr	89 ± 29	60 ± 10*
1 yr	96 ± 30	66 ± 25*
2 yr	99 ± 25	64 ± 25*
3 yr	100 ± 25	67 ± 23*
4 yr	99 ± 20	65 ± 20*
5-6 yr	94 ± 14	55 ± 9
6-7 yr	100 ± 15	56 ± 8
7-8 yr	102 ± 15	56 ± 8
8-9 yr	105 ± 16	57 ± 9
9-10 yr	107 ± 16	57 ± 9
10-11 yr	111 ± 17	58 ± 10
11-12 yr	113 ± 18	59 ± 10
12-13 yr	115 ± 19	59 ± 10
13-14 yr	118 ± 19	60 ± 10

Tamanho do corpo e composição

A atividade metabólica basal é maior nas crianças, o que afecta não só a resposta ao medicamento, mas também parâmetros fisiológicos importantes. O efeito e a duração da ação dos medicamentos são muito mais variáveis nas crianças.

A obesidade afeta a administração de todos os níveis de sedação e anestesia de várias maneiras. O aumento da adiposidade pode afetar a capacidade de uma criança sedada manter uma via aérea potente e complicar a gestão das vias aéreas. A apneia obstrutiva do sono, que ocorre em até 60% das crianças obesas, pode complicar tanto a sedação de procedimentos quanto a recuperação dos pacientes após a sedação. A obesidade pode afetar as propriedades farmacocinéticas de certos medicamentos sedativos, que podem distribuir-se preferencialmente nos tecidos adiposos. O cálculo da dose de certos fármacos pode ter de ser ajustado para evitar uma sobre-sedação inadvertida.

Nalguns tipos de doentes, o metabolismo dos medicamentos pode estar aumentado. Devido a uma melhor perfusão periférica nas crianças, o início da ação dos medicamentos administrados por via intramuscular pode ser mais rápido. O aumento da TMB e da perfusão dos tecidos pode aumentar a probabilidade de toxicidade nas crianças. A imaturidade dos órgãos do corpo (sistema enzimático hepático e excreção tardia pelos rins imaturos) pode provocar reacções pouco fiáveis e aumentar a probabilidade de reacções tóxicas.

A composição corporal das crianças tem 80% de água, em comparação com 60% nos adultos. Isto afecta a distribuição dos medicamentos solúveis em água, uma vez que o volume de distribuição é grande numa criança.

As diferenças anatómicas e fisiológicas entre crianças de diferentes idades e adultos levam-nos a concluir que a dosagem não é simplesmente a aplicação de uma fórmula para derivar uma percentagem da dosagem de um agente para adultos. As dosagens de medicamentos para crianças devem ser cuidadosamente individualizadas para cada doente, seguindo as diretrizes estabelecidas.

DIRECTRIZES PARA A MONITORIZAÇÃO E GESTÃO DE DOENTES PEDIÁTRICOS DURANTE E APÓS SEDAÇÃO PARA PROCEDIMENTOS DE DIAGNÓSTICO E TERAPÊUTICOS

Desenvolvido e aprovado pela Academia Americana de Pediatria e pela Academia Americana de Odontopediatria [5]

Orientações gerais

1. **Candidatos**

Classificação do estado físico da Sociedade Americana de Anestesiologistas (Asa)

ASA I - Um doente normal e saudável.

ASA II - Um doente com doença sistémica ligeira.

ASA III - Um doente com doença sistémica grave.

ASA IV - Um doente com uma doença sistémica grave que constitui uma ameaça constante para a vida.

ASA V - Um doente moribundo que não se espera que sobreviva sem a operação.

ASA VI - Doente declarado em morte cerebral cujos órgãos estão a ser retirados para fins de doação.

E - Funcionamento de emergência de qualquer tipo (utilizado para modificar um dos

classificações, ou seja, ASA III-E)

Os doentes que se encontram nas classes I e II da ASA são

frequentemente considerados candidatos adequados para sedação mínima, moderada ou profunda. As crianças nas classes III e IV da ASA, as crianças com anomalias anatómicas das vias respiratórias, hipertrofia amigdalina extrema e necessidades especiais requerem uma consideração adicional e individual, particularmente para sedação moderada e profunda. Os médicos são incentivados a consultar os subespecialistas adequados e/ou um anestesista para pacientes com risco aumentado de sofrer eventos adversos de sedação devido às suas condições médicas/cirúrgicas subjacentes.

2. Pessoa responsável

O doente pediátrico deve ser acompanhado de e para a unidade de tratamento por um dos pais, um tutor legal ou outra pessoa responsável. É preferível que dois ou mais adultos acompanhem as crianças que ainda se encontram em cadeiras de segurança para automóveis se o transporte de e para a unidade de tratamento for efectuado por um dos adultos.

3. Instalações

O profissional que utiliza sedação deve ter instalações, pessoal e equipamento imediatamente disponíveis para gerir situações de emergência e salvamento. As complicações graves mais comuns da sedação envolvem o comprometimento das vias aéreas ou a depressão da respiração, resultando em obstrução das vias aéreas, hipoventilação, hipoxemia e apneia. Podem ocorrer hipotensão e paragem cardiorrespiratória, geralmente devido ao reconhecimento e tratamento inadequados do compromisso respiratório. Outras complicações raras podem também incluir convulsões e reacções alérgicas. Os estabelecimentos que fornecem sedação pediátrica devem monitorizar e estar preparados para tratar estas complicações.

4. Serviços de emergência de reserva

Deve ser claramente identificado um protocolo de acesso a serviços de emergência de apoio, com uma descrição dos procedimentos necessários para utilização imediata. No caso de instalações não hospitalares, deve ser estabelecido e mantido um protocolo de acesso imediato ao serviço de ambulância e de ativação imediata do sistema de INEM em caso de complicações que ponham em risco a vida . Deve ser entendido que a disponibilidade de serviços de SME não substitui a responsabilidade do profissional de prestar socorro inicial no tratamento de complicações com risco de vida.

5. Equipamento de monitorização e salvamento no local

Deve estar imediatamente acessível um carrinho ou kit de emergência. Este carrinho ou kit deve conter o equipamento necessário para fornecer os medicamentos adequados à idade e o equipamento de tamanho adequado para reanimar uma criança inconsciente e sem respiração. O conteúdo do kit deve permitir o fornecimento de suporte contínuo de vida enquanto o doente está a ser transportado para uma instalação médica ou para outra área dentro de uma instalação médica. Todo o equipamento e medicamentos devem ser verificados e mantidos numa base regular.

Os dispositivos de monitorização, como os aparelhos de eletrocardiografia (ECG), os oxímetros de pulso (com sondas de oxímetro de tamanho adequado), os monitores de dióxido de carbono expirado e os desfibrilhadores (com pás de desfibrilhador de tamanho adequado), devem ser submetidos a uma verificação de segurança e de funcionamento numa base regular, conforme exigido pela regulamentação local ou estatal.

6. **Documentação antes da sedação**

A documentação deve incluir, mas não se limitar, às diretrizes que se seguem:

1. Consentimento informado:

O registo do doente deve documentar que foi obtido o consentimento informado adequado de acordo com os requisitos locais, estatais e institucionais. O médico deve fornecer instruções verbais e/ou escritas à pessoa responsável. As informações devem incluir os objectivos da sedação e as alterações de comportamento previstas durante e após a sedação. Devem ser dadas instruções especiais ao adulto responsável pelos bebés e crianças de tenra idade que serão transportados para casa numa cadeira de segurança para automóvel relativamente à necessidade de observar cuidadosamente a posição da cabeça da criança, de modo a evitar a obstrução das vias respiratórias. Outra indicação para uma observação prolongada seria uma criança com um problema anatómico das vias respiratórias ou uma doença grave subjacente. Deve ser fornecido a todos os doentes e respectivas famílias um número de telefone de 24 horas do médico ou dos seus colaboradores. As instruções devem incluir limitações de actividades e precauções dietéticas adequadas

CONSENT FOR THE USE OF SEDATION OR GENERAL ANESTHESIA
FOR
PEDIATRIC DENTAL TREATMENT

I ________________, as the legally responsible parent or guardian of ___________, give my consent to the use of local anesthetics, sedative drugs, or general anesthetic agents that Dr(s). ____________________ may deem necessary on the child's examination chart, as previously explained to me, and any other procedure deemed necessary or advisable as a cor-ollary to the planned treatment for ____, except for: (if none, so state) ____.

I have been informed and understand that occasionally there are complications of the treatment, drugs, or anesthetic agents, including but not limited to: numbness, infection, swelling, bleeding, discoloration, nausea, vomiting, allergic reactions, brain damage, stroke, or heart at-tack. I further understand and accept that complications may require hospitalization and may even result in death.

Dr(s). ________________________ discussed with me, to my satisfaction, these compli-cations. I acknowledge the receipt of and understand the preoperative and postoperative instruc-tions. The treatment and sedation or anesthesia procedures have been explained to me, to my satisfaction, along with possible alternative methods and their advantages and disadvantages, risks, consequences, and probable effectiveness of each, as well as the prognosis if no treatment is provided.

I have read this consent and understand, to my satisfaction, the procedures to be performed and accept the possible risks.

Legally responsible parent or guardian: ______________________ Date: ________

Address: ____

Witness: ____

I certify that I explained the above procedures to the parent or guardian before requesting his or her signature.

____ Date: ________

Signature of dentist

Exemplo de formulário de consentimento informado. (Cortesia do Dr. Kenneth C. Troutman)

INSTRUCTIONS TO FOLLOW BEFORE YOUR CHILD'S SEDATION

EATING AND DRINKING

1. No milk or solid foods 6 hours before the sedation appointment.
2. Clear liquids such as water, clear juices, gelatin, Popsicles, or broth, may be given up to 3 hours before the appointment.
3. Let everyone in the home know the above information, because siblings or others living in the home often unknowingly feed the child.

ACTIVITY

1. Plan the child's sleep and awakening times to encourage the usual amount of sleep the day before the sedation appointment.
2. Please arrive on time for your scheduled appointment. This is a long appointment, and you may be here for several hours.
3. The legal guardian must accompany the child to the sedation appointment.
4. A second responsible adult must join you and your child at the time of discharge. This enables one adult to drive the car while the second adult focuses attention on your child after the treatment is completed. The child should be carefully secured in a car seat belt during transportation.
5. Make sure your child uses the restroom before the sedation.

ACTIVITY AFTER THE SEDATION

1. Your child may take a long nap. He/she may sleep from 3 to 8 hours and may be drowsy and irritable for up to 24 hours after sedation. When your child is asleep, you should be able to awaken him/her easily.
2. Your child may be unsteady when walking or crawling and will need support to protect him/her from injury. An Adult must be with the child at all times until the child has returned to his/her usual state of alertness and coordination.
3. Closely supervise any activity for the remainder of the day.

CHANGE IN HEALTH

It is important that you notify the office of the development of a cold, cough, fever, or any illness within 14 days before the sedation appointment. For your child's safety, the sedation may need to be rescheduled.

2. **Precauções dietéticas**

Os agentes utilizados para sedação têm o potencial de prejudicar os reflexos protectores das vias aéreas, particularmente durante a sedação profunda. Embora seja uma ocorrência rara, pode ocorrer aspiração pulmonar se a criança regurgitar e não conseguir proteger as suas vias respiratórias. Por conseguinte, é prudente que, antes da sedação, o médico avalie a ingestão de alimentos e líquidos anteriores. O risco absoluto de aspiração durante a sedação de procedimentos ainda não é conhecido. As diretrizes para os períodos de jejum antes da sedação electiva devem, em geral, seguir as utilizadas para a anestesia geral electiva. Para procedimentos de emergência em crianças que não estão em jejum, os riscos de sedação e a possibilidade de aspiração devem ser equilibrados com os benefícios de realizar o procedimento prontamente. São necessárias mais pesquisas para elucidar melhor as relações entre os vários intervalos de jejum e as complicações da sedação.

Antes da sedação electiva

As crianças que recebem sedação para procedimentos electivos devem geralmente seguir as mesmas orientações de jejum que antes da anestesia geral. É permitido que os medicamentos necessários de rotina sejam tomados com um gole de água no dia do procedimento.

Para o paciente de emergência

O médico deve sempre equilibrar os possíveis riscos de sedar pacientes não jejuados com os benefícios e a necessidade de completar o procedimento. Nesta circunstância, a utilização de sedação deve ser precedida de uma avaliação da ingestão de alimentos e líquidos. Quando se perdem os reflexos protectores das vias aéreas, o conteúdo gástrico pode ser regurgitado para as vias aéreas. Por conseguinte, os doentes com antecedentes de ingestão oral recente ou com outros factores de risco conhecidos, tais como traumatismo, diminuição do nível de consciência, obesidade extrema ou disfunção da motilidade intestinal, requerem uma avaliação cuidadosa antes da administração de sedativos. Quando o jejum adequado não foi assegurado, os riscos acrescidos da sedação devem ser cuidadosamente ponderados em relação aos seus benefícios, devendo ser utilizada a sedação mais ligeira e eficaz. Pode ser preferível a utilização de agentes com menor risco de deprimir os reflexos protectores das vias aéreas. Alguns doentes em situação de emergência que requerem sedação profunda podem necessitar de proteção das vias aéreas antes da sedação.

7. Utilização de dispositivos de imobilização

Os dispositivos de imobilização, como as pranchas de papoose, devem ser aplicados de forma a evitar a obstrução das vias aéreas ou a restrição torácica. A posição da cabeça da criança e as excursões respiratórias devem ser verificadas frequentemente para garantir a permeabilidade das vias respiratórias. Se for utilizado um dispositivo de imobilização, uma mão ou um pé deve ser mantido exposto e a criança nunca deve ser deixada sem vigilância. Se forem administrados medicamentos sedativos em conjunto com um dispositivo de imobilização, a monitorização deve ser efectuada a um nível consistente com o nível de sedação alcançado.

8. Documentação no momento da sedação i. Avaliação do estado de saúde: Antes da sedação, deve ser efectuada uma avaliação do estado de saúde por um profissional devidamente licenciado e revista pela equipa de sedação no momento do tratamento para detetar possíveis alterações de intervalo. O objetivo desta avaliação não é apenas documentar o estado inicial, mas também determinar se os pacientes apresentam factores de risco específicos que possam justificar uma consulta adicional antes da sedação. Esta avaliação também irá selecionar os doentes cuja sedação irá exigir competências mais avançadas de gestão das vias aéreas ou cardiovascular ou alterações nas doses ou tipos de medicamentos utilizados para a sedação de procedimentos.

Uma nova preocupação para o médico é a utilização generalizada de medicamentos que podem interferir com a absorção ou o metabolismo dos medicamentos e, por conseguinte, aumentar ou diminuir o tempo de efeito dos medicamentos sedativos. Os medicamentos à base de plantas podem alterar a farmacocinética dos medicamentos através da inibição do sistema do citocromo P450, resultando num efeito prolongado do medicamento e em concentrações sanguíneas alteradas (aumentadas ou diminuídas). Medicamentos como a eritromicina, a cimetidina e outros também podem inibir o sistema do citocromo P450, resultando numa sedação prolongada com o midazolam, bem como com outros medicamentos que competem pelos mesmos sistemas enzimáticos. Os medicamentos utilizados para tratar a infeção pelo vírus da imunodeficiência humana, alguns anticonvulsivantes e alguns medicamentos psicotrópicos também podem produzir interações medicamentosas clinicamente importantes. Por conseguinte, uma história clínica cuidadosa dos medicamentos é uma parte vital da sedação segura das crianças.

A avaliação da saúde deve incluir:

- **Idade e peso**
- **Historial de saúde,** incluindo:

1) Alergias e reacções alérgicas ou adversas a medicamentos anteriores

2) MedicaçãoHistórico medicamentoso, incluindo dosagem, hora, via e local de administração de medicamentos sujeitos a receita médica, de venda livre, à base de plantas ou ilícitos

3) Doenças relevantes, anomalias físicas e deficiências neurológicas que possam aumentar o potencial de obstrução das vias respiratórias, tais como antecedentes de ressonar ou apneia obstrutiva do sono

4) Hospitalizações anteriores relevantes

5) História de sedação ou anestesia geral e quaisquer complicações ou reacções inesperadas

6) História familiar relevante, particularmente relacionada com a anestesia

7) Revisão dos sistemas com especial atenção para as anomalias da função cardíaca, pulmonar, renal ou hepática que possam alterar as respostas esperadas da criança aos medicamentos sedativos/analgésicos

8) Sinais vitais, incluindo frequência cardíaca, pressão arterial, frequência respiratória e temperatura (para algumas crianças que estão muito perturbadas ou não cooperam, isto pode não ser possível e deve ser escrita uma nota para documentar esta ocorrência)

9) Exame físico, incluindo uma avaliação específica das vias respiratórias, hipertrofia das amígdalas, anatomia anormal, por exemplo, hipoplasia mandibular, para determinar se existe um risco acrescido de obstrução das vias respiratórias

10) Nome, endereço e número de telefone do domicílio médico da criança.

11) Prescrições. Quando as prescrições são utilizadas para sedação, uma cópia da prescrição ou uma nota descrevendo o conteúdo da prescrição deve estar no prontuário do paciente, juntamente com uma descrição das instruções que foram dadas à pessoa responsável. Os medicamentos sujeitos a receita médica destinados à sedação de procedimentos não devem ser administrados sem a supervisão direta de pessoal médico qualificado. A administração de medicamentos sedativos em casa representa um risco inaceitável, especialmente para bebés e crianças em idade pré-escolar que viajam em cadeiras de segurança para automóveis.

10. Documentação durante o tratamento

A ficha do doente deve conter um registo baseado no tempo que inclua o nome, a via, o local, a hora, a dosagem e o efeito no doente dos medicamentos administrados. Antes da sedação, deve ser efectuado um registo de tempo para confirmar o nome do doente, o procedimento a realizar e o local do procedimento. Durante a administração, devem ser documentadas as concentrações inspiradas de oxigénio e de agentes de sedação por inalação e a duração da sua administração. Antes da administração dos medicamentos, deve ser dada especial atenção ao cálculo da dosagem (ou seja, mg/kg). A ficha clínica do doente deve conter a documentação, no momento do tratamento, de que o nível de consciência e a capacidade de resposta do doente, a frequência cardíaca, a pressão sanguínea, a frequência respiratória e a saturação de oxigénio foram monitorizados até o doente atingir os critérios de alta pré-determinados. Os acontecimentos adversos e o seu tratamento devem ser documentados.

11. Documentação após o tratamento

A hora e o estado da criança no momento da alta da área ou instalação de tratamento devem ser documentados; isto deve incluir a documentação de que o nível de consciência da criança e a saturação de oxigénio no ar ambiente voltaram a um estado que é seguro para a alta por critérios reconhecidos. Os doentes que recebem oxigénio suplementar antes do procedimento devem ter uma necessidade de oxigénio semelhante após o procedimento. Como se sabe que alguns medicamentos sedativos têm uma semi-vida longa e podem atrasar o retorno completo do paciente à linha de base ou apresentar o risco de ressedação, alguns pacientes podem se beneficiar de um período mais longo de observação menos intensa (por exemplo, uma área de observação de descida) antes da alta da super-visão médica. Foram concebidas e validadas várias escalas para avaliar a recuperação. Uma ferramenta de avaliação simples e recentemente descrita pode ser a capacidade do bebé ou da criança de permanecer acordado durante pelo menos 20 minutos quando colocado num ambiente calmo.

12. Melhoria contínua da qualidade

A essência da redução de erros médicos é um exame cuidadoso dos eventos índice e a análise da causa raiz de como o evento poderia ser evitado no futuro. Por conseguinte, cada instituição deve manter registos que indiquem os acontecimentos adversos, como a dessaturação, a apneia, o laringoespasmo, a necessidade de intervenções nas vias respiratórias, incluindo o impulso da mandíbula, a ventilação com pressão positiva, a sedação prolongada, a utilização imprevista de agentes de reversão, o internamento hospitalar involuntário ou prolongado e a sedação/analgesia/ansiolise insatisfatórias. Estes eventos podem então ser examinados para avaliar a redução dos riscos e a melhoria da satisfação dos doentes.

13. Preparação e montagem de procedimentos de sedação

Parte da rede de segurança da sedação consiste em utilizar uma abordagem sistemática para não deixar de ter um medicamento importante, um equipamento ou um monitor imediatamente disponível na altura de uma emergência. Um acrónimo comummente utilizado e útil no planeamento e preparação de um procedimento **é SOAPME:**

S - Tamanho - cateteres de sucção adequados e um aparelho de sucção funcional (por exemplo, sucção do tipo Yankauer)

O - Um fornecimento adequado de oxigénio e fluxómetros/outros dispositivos em funcionamento para permitir a sua administração

A - Vias respiratórias: equipamento de tamanho adequado para as vias respiratórias [vias respiratórias nasofaríngeas e orofaríngeas, lâminas de laringoscópio (verificadas e a funcionar), tubos endotraqueais, estiletes, máscara facial, máscara com válvula de saco ou dispositivo equivalente (a funcionar)]

P - Farmácia: todos os medicamentos de base necessários para a manutenção da vida durante uma emergência, incluindo os antagonistas, se indicado

M - Monitores: oxímetro de pulso em funcionamento com sondas de oxímetro de tamanho adequado e outros monitores adequados ao procedimento (por exemplo, pressão arterial não invasiva, dióxido de carbono expirado, ECG, estetoscópio)

E - Equipamento ou medicamentos especiais para um caso particular (por exemplo, desfibrilhador)

DIRECTRIZES ESPECÍFICAS PARA O NÍVEL DE SEDAÇÃO PRETENDIDO

Sedação mínima

A sedação mínima (terminologia antiga - ansiólise) é um estado induzido por fármacos durante o qual os doentes respondem normalmente a comandos verbais. Embora a função cognitiva e a coordenação possam estar comprometidas, as funções ventilatórias e cardiovasculares não são afectadas. As crianças que receberam sedação mínima geralmente não precisam de mais do que observação e avaliação intermitente do seu nível de sedação. Algumas crianças ficarão moderadamente sedadas apesar do nível pretendido de sedação mínima; se isto acontecer, aplicam-se as diretrizes para a sedação moderada.

Sedação moderada

Não são necessárias intervenções para manter uma via aérea desobstruída e a ventilação espontânea é adequada. A função cardiovascular é geralmente mantida. Os fármacos e técnicas utilizados devem ter uma margem de segurança suficientemente ampla para tornar altamente improvável a perda involuntária de consciência. Como o paciente que recebe sedação moderada pode progredir para um estado de sedação profunda e obtundação, o profissional deve estar preparado para aumentar o nível de vigilância correspondente ao que é necessário para a sedação profunda.

PESSOAL

O profissional

O profissional responsável pelo tratamento do paciente e/ou pela administração de fármacos para sedação deve ser competente para utilizar essas técnicas, para fornecer o nível de monitorização previsto nesta diretriz e para gerir as complicações dessas técnicas (ou seja, para ser capaz de salvar o paciente). Uma vez que o nível de sedação pretendido pode ser ultrapassado, o profissional deve ser suficientemente qualificado para efetuar o salvamento caso a criança progrida para um nível de sedação profunda. O profissional deve ter formação e ser capaz de fornecer, no mínimo, ventilação por máscara com válvula de saco, de modo a poder oxigenar uma criança que desenvolva obstrução das vias respiratórias ou apneia. É necessário o treinamento e a manutenção de habilidades avançadas de vias aéreas pediátricas; o reforço regular de habilidades é fortemente incentivado.

Pessoal de apoio

A utilização de sedação moderada deve incluir a disponibilização de uma pessoa, para além do médico, cuja responsabilidade é monitorizar os parâmetros fisiológicos adequados e ajudar em quaisquer medidas de apoio ou de reanimação, se necessário. Este indivíduo pode também ser responsável pela assistência em tarefas de curta duração relacionadas com o doente que possam ser interrompidas. Este indivíduo deve ter formação e capacidade para prestar suporte básico de vida pediátrico.

A pessoa de apoio deve ter atribuições específicas em caso de emergência e conhecimento atualizado do inventário do carrinho de emergência. O médico e todo o pessoal auxiliar devem participar em revisões periódicas e exercícios práticos do protocolo de emergência da instituição para garantir o funcionamento correto do equipamento e a coordenação das funções do pessoal em tais emergências.

CONTROLO E DOCUMENTAÇÃO

Linha de base

Antes da administração de medicamentos sedativos, deve ser documentada uma determinação inicial dos sinais vitais. No caso de algumas crianças muito perturbadas ou não cooperantes, tal pode não ser possível, pelo que deve ser redigida uma nota a documentar esse facto.

Durante o procedimento

O profissional deve documentar o nome, a via, o local, a hora da administração e a dosagem de todos os medicamentos administrados. Deve haver uma monitorização contínua da saturação de oxigénio e da frequência cardíaca e um registo intermitente da frequência respiratória e da pressão sanguínea; estes registos devem ser feitos com base no tempo. Os dispositivos de imobilização devem ser verificados para evitar a obstrução das vias respiratórias ou a restrição torácica. Se for utilizado um dispositivo de retenção, uma mão ou um pé deve ser mantido exposto. A posição da cabeça da criança deve ser verificada frequentemente para garantir a permeabilidade das vias respiratórias. Deve estar presente um aparelho de sucção em funcionamento.

Após o procedimento

A criança que recebeu sedação moderada deve ser observada numa instalação de recuperação adequadamente equipada [por exemplo, a instalação deve ter um aparelho de sucção em funcionamento, bem como a capacidade de fornecer mais de 90% de oxigénio e ventilação com pressão positiva (por exemplo, saco e máscara com capacidade de oxigénio, conforme descrito anteriormente)]. Os sinais vitais do doente devem ser registados em intervalos específicos. Se o doente não estiver totalmente alerta, a saturação de oxigénio e a monitorização da frequência cardíaca devem ser utilizadas de forma contínua até que sejam cumpridos os critérios de alta adequados. Uma vez que os medicamentos sedativos com uma meia-vida longa podem atrasar o regresso completo do doente à situação inicial ou apresentar o risco de ressedação, alguns doentes podem beneficiar de um período mais longo de observação menos intensa (por exemplo, uma área de observação em que vários doentes possam ser observados em simultâneo) antes de receberem alta da supervisão médica. Uma ferramenta de avaliação simples e recentemente descrita pode ser a capacidade do bebé ou da criança de permanecer acordado durante pelo menos 20 minutos quando colocado num ambiente calmo.

Os doentes que receberam agentes de reversão, como o flumazenil ou a naloxona, também necessitam de um período de observação mais longo, porque a duração dos fármacos administrados pode exceder a duração do antagonista, o que pode levar à ressedação.

SEDAÇÃO PROFUNDA

Pessoal

Deve haver uma pessoa disponível cuja única responsabilidade seja observar constantemente os sinais vitais do doente, a permeabilidade das vias aéreas e a adequação da ventilação e administrar medicamentos ou dirigir a sua administração. Deve estar presente pelo menos um indivíduo com formação e capacidade para prestar suporte avançado de vida pediátrico e com competências na gestão das vias aéreas e na reanimação cardiopulmonar; é necessária formação em suporte avançado de vida pediátrico.

Equipamento

Para além do equipamento anteriormente referido para a sedação moderada, devem estar prontamente disponíveis um monitor eletrocardiográfico e um desfibrilhador para utilização em doentes pediátricos.

Acesso vascular

Os doentes que estejam a receber sedação profunda devem ter uma linha intravenosa colocada no início do procedimento ou ter imediatamente disponível uma pessoa especializada no estabelecimento de acesso vascular em doentes pediátricos.

Monitorização e documentação

Um indivíduo competente deve observar o paciente continuamente. A monitorização deve incluir todos os parâmetros descritos para a sedação em modo-rápido. Os sinais vitais, incluindo a saturação de oxigénio e o ritmo cardíaco, devem ser documentados pelo menos de cinco em cinco minutos num registo baseado no tempo.

CONSIDERAÇÕES ESPECIAIS

Agentes anestésicos locais

Todos os agentes anestésicos locais são depressores cardíacos e podem causar excitação ou depressão do sistema nervoso central. Deve ser dada especial atenção à dosagem em crianças pequenas. Para garantir que o doente não recebe uma dose excessiva, deve calcular-se a dose máxima de segurança permitida (ou seja, mg/kg) antes da administração. Pode haver um aumento dos efeitos sedativos quando as doses mais elevadas recomendadas de anestésicos locais são utilizadas em combinação com outros sedativos ou narcóticos. Em geral, ao administrar anestésicos locais, o médico deve aspirar frequentemente para minimizar a probabilidade de a agulha se encontrar num vaso sanguíneo; devem ser utilizadas doses mais baixas ao injetar em tecidos vasculares.

Oximetria de pulso

A nova geração de oxímetros de pulso é menos suscetível a artefactos de movimento e pode ser mais útil do que os oxímetros mais antigos que não contêm o software atualizado. Os oxímetros que mudam de tom com as alterações na saturação da hemoglobina fornecem um aviso auditivo imediato a todos os que se encontram à distância de audição. É essencial que qualquer sonda de oxímetro seja posicionada corretamente; os dispositivos de encaixe são propensos a uma fácil deslocação, o que pode produzir dados artificiais (por exemplo, sub ou sobre-estimação da saturação de oxigénio).

Capnografia

A monitorização do dióxido de carbono expirado é valiosa para diagnosticar a simples presença ou ausência de respiração, obstrução das vias aéreas ou depressão respiratória, particularmente em pacientes sedados em locais menos acessíveis, como aparelhos de ressonância magnética ou de tomografia axial computorizada ou salas escuras. O uso de dispositivos de monitorização do dióxido de carbono expirado é encorajado para crianças sedadas, particularmente em situações em que outros meios de avaliar a adequação da ventilação são limitados. Vários fabricantes produziram cânulas nasais que permitem a administração simultânea de oxigénio e a medição dos valores de dióxido de carbono expirado. Embora estes dispositivos possam ter um elevado grau de alarmes falsos positivos, são também muito precisos na deteção de obstrução completa das vias aéreas ou de apneia.

Adjuvantes na gestão das vias aéreas e na reanimação

A grande maioria das complicações da sedação pode ser gerida com manobras simples, como oxigénio suplementar, abertura das vias aéreas, aspiração e ventilação com válvula de saco. Ocasionalmente, a intubação endotraqueal é necessária para um suporte ventilatório mais prolongado. Além das técnicas padrão de intubação endotraqueal, há uma série de novos dispositivos disponíveis para o tratamento de pacientes com anatomia anormal das vias aéreas ou obstrução das vias aéreas. Os exemplos incluem a máscara laríngea (LMA), a via aérea orofaríngea com balonete e uma variedade de kits para realizar uma cricotirotomia de emergência. A maior experiência clínica em pediatria é com a LMA, que está disponível numa variedade de tamanhos e pode até ser utilizada em recém-nascidos. A utilização da LMA está agora a ser introduzida nos cursos de formação avançada sobre vias aéreas, e a familiaridade com as técnicas de inserção pode salvar vidas. A LMA também pode servir de ponte para a gestão segura das vias aéreas em crianças com anomalias anatómicas das vias aéreas. Um dispositivo de emergência adicional com o qual se deve familiarizar é a agulha intra-óssea. As agulhas intra-ósseas também estão disponíveis em vários tamanhos e podem salvar vidas nas raras situações em que não é possível estabelecer rapidamente um acesso intravenoso.

MEDICAMENTOS UTILIZADOS PARA A SEDAÇÃO CONSCIENTE

SEDAÇÃO COM ÓXIDO NITROSO

O óxido nitroso (N2O) tem sido utilizado há mais de 150 anos na medicina dentária clínica pelas suas propriedades analgésicas e ansiolíticas. Esta pequena e simples molécula química inorgânica tem efeitos indiscutíveis de analgesia, ansiólise e anestesia que são de grande interesse clínico. Em odontopediatria, o N2O é uma ferramenta inestimável no tratamento de crianças com ansiedade ligeira a moderada. A facilidade da sua administração, a sua ampla margem de segurança, os seus efeitos analgésicos e ansiolíticos e, acima de tudo, a sua rápida reversibilidade fazem dele um fármaco ideal para utilização em crianças. A Academia Americana de Odontopediatria (AAPD) reconhece a inalação de óxido nitroso/oxigénio como uma técnica segura e eficaz para reduzir a ansiedade, produzir analgesia e melhorar a comunicação eficaz entre o doente e o prestador de cuidados de saúde. A técnica é também designada por "analgesia relativa", uma expressão utilizada pelo Dr. Harry Langa (1960) com referência às propriedades analgésicas do óxido nitroso.

HISTÓRIA [7]

Dois cientistas ingleses, Joseph Priestley e Sir Humphrey Davy, deram o maior contributo para a história do óxido nitroso e da anestesia; Priestley por ter descoberto o gás e Davy por ter identificado a sua potencial utilização para anestesia.

1772. O primeiro passo na história do óxido nitroso foi a descoberta do N2O por Joseph Priestley (1733-1804) em 1772. Priestley, um clérigo inglês, teórico político e cientista físico que é sobretudo recordado pela descoberta do oxigénio, conseguiu isolar uma série de gases diferentes. Priestly descobriu o óxido nitroso aquecendo nitrato de amónio misturado com limalha de ferro, desintoxicando o gás produzido ao passá-lo por água, e armazenando-o como um gás que foi inicialmente designado por "ar nitroso flogisticado".

1775. Alguns anos mais tarde, Priestley descreveu a forma de produzir óxido nitroso, que designou então por "ar nitroso diminuído", através do aquecimento de limalha de ferro humedecida com ácido nítrico no seu livro "Experiments and Observations on Different Kinds of Air" (1775).

1794. A primeira tentativa de utilização do óxido nitroso por razões médicas foi efectuada em 1794 por Thomas Beddoes, que publicou uma teoria para o tratamento da tuberculose e de outras doenças pulmonares através da inalação de "Factitious Airs" ("gases artificiais", como o N2O). Na mesma publicação "Considerations on the Medical Use and on the Production of Factitious Airs", o conhecido engenheiro James Watt apresentou duas das suas invenções, uma máquina para a produção de gases como o óxido nitroso e um aparelho de respiração para inalar o gás.

1798. Em 1798, Humphry Davy (1778-1829), um químico e físico que estava a trabalhar na produção de vários tipos de gases "artificiais" para serem utilizados na clínica de Thomas Beddoes em Bristol, começou a fazer experiências sobre os efeitos da inalação de novos gases aos pacientes. Humphry Davy foi o primeiro na história do óxido nitroso a observar o seu efeito analgésico e o seu potencial uso em operações cirúrgicas, que foram publicados no seu livro 'Researches, Chemical and Philosophical' (1800). Apesar desta importante observação, durante várias décadas o mundo médico ignorou as descobertas de Davy sobre a capacidade da inalação de óxido nitroso para diminuir a sensibilidade à dor e o seu potencial para utilização anestésica durante as cirurgias.

No entanto, outra descoberta de Davy tornou-se o centro de interesse e ganhou popularidade. Davy tinha observado que os doentes que inalavam óxido nitroso apresentavam um estado de euforia e, por vezes, soltavam gargalhadas. Devido a este efeito divertido, propôs o uso de "gás do riso" como nome alternativo para o óxido nitroso e começou a demonstrar o efeito estimulante do gás em reuniões de amigos. A sociedade inglesa parecia estar muito interessada nestas propriedades indutoras de euforia do gás do riso. Durante as décadas seguintes, o óxido nitroso tornou-se muito popular como droga recreativa, e era comum a classe alta britânica organizar "festas com gás do riso" para se divertir.

1844. Conferencistas itinerantes começaram a fazer demonstrações públicas dos efeitos da inalação de óxido nitroso em voluntários da plateia. Um desses artistas, que andava em digressão pelos Estados Unidos e pelo Canadá e que ganhava a vida a administrar gás de óxido nitroso aos espectadores para os entreter, era Samuel Colt, o famoso inventor do revólver Colt 45. Diz-se que estas demonstrações de óxido nitroso ajudaram a financiar o protótipo e a produção do primeiro revólver de cinco tiros de Colt. Um destes espectáculos públicos em 1844, organizado por Gardner Colton em Hartford, Connecticut, estava prestes a ser a próxima viragem importante na história da sedação com óxido nitroso. Durante o espetáculo, um homem sob a influência do óxido nitroso feriu gravemente o pé, mas parecia não se aperceber do ferimento até o efeito do gás desaparecer.

Este incidente foi observado por um dentista local que se encontrava na plateia, chamado Horace Wells (1815-1848), que se apercebeu que o óxido nitroso devia ter um efeito analgésico. No dia seguinte, Horace Wells organizou uma experiência no seu consultório. Inalou 100% de óxido nitroso e mandou extrair um dos seus dentes molares infectados por um dos seus assistentes. Verificou que, enquanto estava sob a influência do gás, não sentia qualquer dor, embora permanecesse totalmente consciente. Esta foi a primeira utilização de óxido nitroso como anestésico dentário na história da medicina dentária.

1845. A partir daí, Wells continuou a utilizar o gás de óxido nitroso para oferecer tratamentos dentários indolores aos seus pacientes. Decidiu também promover este método junto de outros dentistas. Infelizmente, a sua primeira demonstração pública oficial para a sociedade dentária na Harvard Medical School, no Massachusetts General Hospital, em 1845, falhou quando um paciente não reagiu ao gás, queixando-se de sentir um ligeiro desconforto, o que suscitou dúvidas quanto à eficácia do óxido nitroso como anestésico. Este infortúnio fez com que Wells perdesse a sua reputação profissional e foi um retrocesso significativo na utilização do óxido nitroso em medicina dentária. Suicidou-se três anos mais tarde. No entanto, até hoje, Wells é reconhecido como o pai da anestesia. Desde então, o óxido nitroso tornou-se uma das opções mais populares e seguras para o alívio da dor e da ansiedade dentária.

1863. Gardner Colton reavivou a utilização do óxido nitroso na medicina dentária em 1863 e, em 1868, afirmou ter tratado 20 000 casos e extraído 75 000 dentes utilizando a anestesia com N_2O.

1864. A American Dental Association finalmente reconheceu Wells como o descobridor da anestesia em 1864 e a American Medical Association reconheceu o mesmo em 1870. Entretanto, foram também introduzidos outros agentes que proporcionavam sedação consciente e/ou alívio da dor, ou anestesia geral. O primeiro fármaco anestésico geral foi o éter, introduzido em 1846, e o clorofórmio seguiu-se um ano depois.

1868. Até 1868, os dentistas utilizavam 100% de óxido nitroso, que não podia ser utilizado em casos prolongados e os casos de hipoxia não eram invulgares. Em 1868, Edmund Andrews, um cirurgião de Chicago, começou a utilizar o óxido nitroso em combinação com o oxigénio para proporcionar uma forma não asfixiante de anestesia e, à medida que este método foi ganhando popularidade, o óxido nitroso e o oxigénio administrados simultaneamente tornaram-se rapidamente o método anestésico preferido nos consultórios cirúrgicos e dentários.

Nos hospitais, verificou-se, contudo, que o óxido nitroso não era um anestésico suficientemente forte para ser utilizado em grandes operações. Os cirurgiões preferiam o éter e o clorofórmio, mais fortes, pelo que se tornou prática comum nos hospitais iniciar todos os tratamentos anestésicos com um fluxo ligeiro de óxido nitroso, aumentando depois gradualmente a anestesia com o éter/clorofórmio mais forte.

1895. Em 1895 já havia literatura suficiente para apoiar o uso contínuo de óxido nitroso e oxigénio em casos dentários prolongados, principalmente com base nos trabalhos de Herbert Paterson, Clover e Coleman.

1950. Durante as décadas de 1950 e 1960, o ensino da sedação por inalação com óxido nitroso foi introduzido nas escolas de medicina dentária dos EUA.

Atualmente. Atualmente, o óxido nitroso continua a ser amplamente utilizado tanto em medicina dentária como em medicina. Provou ser um agente sedativo muito seguro e popular e um agente anestésico ligeiro em concentrações mais elevadas. Administrado corretamente, a técnica de óxido nitroso-oxigénio tem uma taxa de sucesso muito elevada com um número muito reduzido de efeitos adversos e complicações.

Indicações para a utilização de analgesia/ansiólise por óxido nitroso/oxigénio

As principais indicações para a utilização de sedação por inalação são o controlo do medo e da ansiedade, os doentes medicamente comprometidos e o controlo do engasgamento. Muitos procedimentos dentários que são geralmente considerados não ameaçadores ou mesmo inócuos podem, no entanto, revelar-se extremamente traumáticos para alguns doentes. Muitos desses procedimentos prestam-se muito facilmente à utilização de N2O-O2. O óxido nitroso não é indicado para todos os pacientes.

As indicações para a utilização em pacientes pediátricos são

1) Na gestão dos pacientes receosos ou ansiosos, mas cooperantes

A gestão do medo e da ansiedade relacionados com a experiência dentária é a principal indicação para a utilização da sedação por inalação de N2O-O2 na medicina dentária pediátrica . Os pacientes pediátricos dentários cooperativos exibem uma série de comportamentos e emoções. Alguns pacientes correm para a sala de tratamento, saltam para a cadeira, abrem a boca e praticamente imploram pelo tratamento. Outros entram cautelosamente na sala de tratamento, segurando as lágrimas enquanto se agarram à perna dos pais. Estão cheios de ansiedade, mas mantêm-se cooperantes até sentirem o mínimo de desconforto e, então, abrem-se as comportas. Esta é uma situação ideal para a analgesia/ansiólise com óxido nitroso/oxigénio. Se for administrada antes da tentativa de realizar um procedimento potencialmente desconfortável, a analgesia/ansiólise com óxido nitroso/oxigénio pode evitar um mau comportamento. No entanto, o dentista não deve assumir que colocar uma máscara facial de óxido nitroso numa criança ansiosa eliminará magicamente potenciais problemas.

2) O doente com um forte reflexo de vómito

Um forte reflexo de vómito pode interferir com os tratamentos mais básicos: exame clínico, exame radiográfico, profilaxia e tratamento com flúor, selantes e dentisteria restauradora. A etiologia de um reflexo de vómito forte é atribuída a factores fisiológicos, psicológicos e genéticos. Se as técnicas de distração não funcionarem, o dentista pode recorrer às propriedades de redução do reflexo de vómito do óxido nitroso. Embora o óxido nitroso reduza ou elimine o reflexo de vómito, não tem qualquer efeito no reflexo da tosse, pelo que o risco de aspiração de objectos estranhos durante o tratamento não é comprometido

3) O paciente que tem medo de procedimentos específicos

O dentista irá encontrar pacientes (crianças e adultos) que cooperam e aceitam a experiência dentária, exceto em procedimentos específicos, como a "agulha ou injeção" ou a broca. As propriedades analgésicas e ansiolíticas do óxido nitroso podem reduzir ou eliminar a dificuldade em efetuar estes procedimentos. Para os doentes que têm medo da anestesia local, o óxido nitroso pode aumentar o limiar de dor do doente ao ponto de os procedimentos ligeiramente desconfortáveis (raspagem periodontal, curetagem e tratamento restaurador menor) poderem ser realizados sem a utilização de anestesia local. Para os procedimentos em que a utilização de anestesia local não pode ser evitada, as propriedades analgésicas e ansiolíticas do óxido nitroso podem ajudar o doente a aceitar o desconforto e o trauma psicológico da "injeção" ou da "broca".

(4) Determinados doentes com necessidades de cuidados de saúde e em doentes clinicamente comprometidos

Recentemente, a utilização da sedação com N2O-O2 tornou-se cada vez mais importante no tratamento de doentes clinicamente comprometidos.[13]

a) Doenças cardiovasculares

A utilização de N2O-O2 em doentes com doenças cardiovasculares é um dos métodos mais valiosos para minimizar o risco durante os cuidados dentários. Em todos os estados de doença cardiovascular significativa, um fator suscetível de produzir uma exacerbação dos sinais e sintomas clínicos é um défice de oxigénio no miocárdio. Qualquer técnica sedativa que diminua as necessidades de O_2 do miocárdio diminuirá o risco para o doente durante o tratamento dentário. A sedação por inalação de N2O-O2 tem várias vantagens em relação a outras técnicas sedativas, para além de proporcionar uma redução da ansiedade, produz também uma elevação do limiar de reação à dor, bem como fornece ao miocárdio e a todo o corpo um mínimo de 30% (mas mais frequentemente 50% a 70%) de O_2. O paciente recebe mais O_2 da sedação com N2O-O2 do que receberia do ar atmosférico (21%).

b) Doenças respiratórias

Nos doentes asmáticos, o N_2O pode ser administrado com toda a segurança. Muitos gases anestésicos estão de facto contra-indicados em doentes asmáticos; a razão subjacente é que os gases anestésicos são irritantes para a mucosa respiratória, o que pode precipitar um episódio agudo de broncoespasmo. Como o N_2O é um vapor não irritante, não exacerba a asma. A utilização de sedação no doente asmático é frequentemente justificada porque o aumento do stress é uma causa potencial de exacerbação aguda da asma, mas o N2O-O2 representa uma técnica de sedação muito eficaz e segura nestes doentes devido ao seu estado eufórico.

c) Doença hepática

Muitos dos fármacos sofrem biotransformação no fígado, na presença de disfunção hepática significativa; a taxa de um fármaco é abrandada, resultando potencialmente em níveis plasmáticos mais elevados, o que, por sua vez, leva a um aumento do efeito do fármaco, bem como a um prolongamento da sua atividade clínica. No entanto, o N_2O não sofre biotransformação em qualquer parte do corpo e pode, por conseguinte, ser utilizado com uma elevada probabilidade de sucesso em doentes com disfunção hepática.

d) Epilepsia e distúrbios convulsivos

Nos doentes com epilepsia crónica, as condições de hipóxia, o aumento do stress e da ansiedade precipitam mais rapidamente a atividade convulsiva. o N2O não é epileptogénico; não aumenta o risco de desenvolvimento de convulsões, pelo que pode ser administrado a estes doentes, desde que se evite a hipóxia. A epilepsia não constitui uma contraindicação para a utilização de sedação por inalação com N2O-O2.

e) Gravidez

O N2O não atravessa a placenta para o feto, produzindo o mesmo grau de depressão do SNC que na mãe. Se administrado em combinação com níveis adequados de O2 (superiores a 20%), a sedação por inalação de N2O-O2 representa a técnica de sedação recomendada para utilização durante a gravidez. Sugere-se uma consulta médica com o médico da paciente.

f) Alergia

Nunca foram registadas alergias ao N2O-O2.

g) Diabetes

A diabetes mellitus não constitui uma contraindicação para a utilização de N2O-O2.

h) Perturbação de défice de atenção (ADD) e perturbação de défice de atenção e hiperatividade (ADHD)

Um estudo realizado no Texas em 2007 por Carolyn A. et al mostrou que os profissionais acreditam que a incidência da perturbação de défice de atenção está a aumentar e estão conscientes dos meios farmacológicos para gerir o seu comportamento. 75% dos inquiridos no estudo preferiam a utilização de óxido nitroso - oxigénio isoladamente, enquanto a outra maioria preferia a inalação de óxido nitroso - oxigénio juntamente com outros agentes orais/iv.

4) Um doente para o qual não é possível obter uma anestesia local profunda[8]

Há alturas em que a anestesia local é ineficaz. Pode estar presente uma infeção aguda ou o doente pode ter um limiar de dor baixo. As propriedades analgésicas do óxido nitroso aumentam o limiar de dor do doente. Não só ajudará a controlar a dor durante um procedimento desconfortável, como a administração de óxido nitroso antes da injeção pode permitir ao dentista administrar uma injeção mais confortável.

5) Uma criança cooperante submetida a um longo procedimento dentário

As crianças mais pequenas podem não ter a capacidade de ficar sentadas durante longos períodos de tempo. O óxido nitroso não só distorce a perceção do tempo, como também melhora o sucesso da sugestão hipnótica, especialmente o uso de imagens e narração de histórias.

A história clínica do doente deve ser analisada antes da decisão de utilizar analgesia/ansiólise com óxido nitroso/oxigénio. Esta avaliação deve incluir:

1. Alergias e reacções alérgicas ou adversas a medicamentos anteriores.

2. Medicamentos actuais, incluindo dose, hora, via e local de administração.

3. Doenças, perturbações ou anomalias físicas e estado de gravidez.

4. Hospitalização anterior, incluindo a data e o objetivo.

5. Doenças recentes (por exemplo, constipação ou congestão) que possam comprometer as vias respiratórias.

Contra-indicações absolutas para a utilização de óxido nitroso/oxigénio por inalação [9]

1. Pnemotórax

2. Fibrose cística

3. Doença pulmonar obstrutiva crónica

4. Pnuemoencefalografia recente

5. Suspeita/conhecimento de anemia periniciosa ou deficiência de vitamina B12

6. Obstrução intestinal significativa

7. Primeiro trimestre de gravidez.

8. Terapia do cancro com sulfato de bleomicina

9. Perturbações emocionais graves ou dependências relacionadas com drogas.

10. Incapacidade de compreender o procedimento ou falta de vontade de consentir no procedimento

Contra-indicações relativas

1. Infeção atual do trato respiratório superior

2. Perturbação / cirurgia do ouvido médio (ex.: enxerto)

3. Cirurgia ocular recente com perfluoropropano ou hexafluoreto de enxofre

Devem ser consultados médicos especialistas adequados antes da administração de analgésicos/ansiolíticos a doentes com condições médicas subjacentes significativas, como doença pulmonar obstrutiva grave, insuficiência cardíaca congestiva, doença falciforme, otite média aguda, enxerto recente de membrana timpânica, traumatismo craniano agudo grave.

Vantagens do óxido nitroso[9]

1. Elevada taxa de sucesso se forem escolhidos o doente e a situação adequados

2. Ajuda a acalmar os doentes e a reduzir o seu nível de ansiedade. Como resultado, o dentista pode ser capaz de efetuar procedimentos mais difíceis em doentes jovens, trabalhando de forma mais eficiente e apresentando um trabalho de elevada qualidade, uma vez que o doente se mexe menos.

3. O número de consultas para um determinado plano de tratamento é frequentemente reduzido porque são tolerados tempos de tratamento mais longos.

Desvantagens da inalação de óxido nitroso/oxigénio

1. Falta de potência.

2. Depende em grande medida da tranquilização psicológica.

3. Interferência do capuz nasal com injeção na região anterior do maxilar.

4. O doente deve ser capaz de respirar pelo nariz.

5. Poluição por óxido nitroso e potenciais riscos para a saúde decorrentes da exposição profissional.

PROPRIEDADES DO ÓXIDO NITROSO

Propriedades físicas: [10]

1. O óxido nitroso é um agente inalatório inorgânico - gás incolor e praticamente inodoro com um ligeiro odor doce.
2. Não é irritante para os tecidos e também não é alergénico.
3. O ponto de ebulição do gás é de 89°C negativos, o que indica que é um gás à temperatura ambiente. Torna-se líquido quando comprimido em cilindros.
4. O peso molecular é 44 e a densidade é 1,53.
5. O N2O em si não é inflamável, mas suporta a combustão. Se o gás entrar em contacto com uma substância combustível ou uma chama de 1200° F, o gás decompõe-se. Se a decomposição ocorrer a alta temperatura e pressão elevada, como no interior de um cilindro ou de uma conduta, ocorrerá uma reação química violenta, como uma explosão. O N2O presente perto de uma chama aberta faz com que a chama arda mais intensamente.

Propriedades químicas:

1) O óxido nitroso, também conhecido como monóxido de azoto, é constituído por 2 átomos de azoto e 1 átomo de oxigénio.
2) O seu índice Merck é de 6751.
3) Trata-se de um composto linear estável, cujo diagrama químico é N = N

= O. É também designado por gás do riso, ar factício e anidrido de ácido hiponitroso.

4) O peso molecular é 44 e a sua gravidade específica é 1,53, que é superior à da água (S.G. = 1) e do oxigénio puro (S.G. = 1,1).

FARMACOLOGIA

Farmacocinética[10]: É a absorção, distribuição, metabolismo e eliminação de fármacos no organismo. Os agentes inalados, como o N_2O, expressam as suas acções no organismo movendo-se através de um gradiente de pressão parcial. A absorção, distribuição, início de ação e recuperação da anestesia ou sedação dependem da solubilidade e da potência do fármaco. A interação entre um fármaco, o cérebro e outros tecidos até ser atingido o equilíbrio é expressa em valores denominados coeficiente de partição.

A interação entre a pressão parcial do gás e um líquido indica a rapidez com que o agente atravessa a membrana pulmonar e entra na corrente sanguínea. Este é o chamado coeficiente de partição do gás no sangue.

Se um fármaco for altamente solúvel, difundir-se-á imediatamente no sangue e será distribuído por todo o corpo. O seu coeficiente de partição de gás no sangue será elevado, indicando que será necessário mais fármaco e mais tempo para atingir o equilíbrio ou o nível necessário para o movimento do agente para o cérebro. Se o fármaco for relativamente insolúvel, o equilíbrio será atingido rapidamente. A barreira hemato-encefálica será atravessada rapidamente, permitindo que o fármaco chegue ao cérebro. O início da ação clínica também será rápido.

O N_2O é um fármaco relativamente insolúvel. O seu coeficiente de partição de gases no sangue é de 0,47. Permanece inalterado no sangue e não se combina com nenhum elemento sanguíneo. O componente oxigénio não está disponível porque o N_2O não se dissocia. A absorção pelo organismo é limitada, o que indica que o equilíbrio é atingido rapidamente. Por conseguinte, os efeitos clínicos máximos podem ser observados dentro de 3-5 minutos após a administração do agente.

Existe uma grande diferença nos gradientes de pressão parcial entre o N_2O e o N_2. A pressão parcial do N_2O é aproximadamente 31 vezes maior do que a do N_2. Por isso, o N_2O desloca rapidamente o N_2 que ocupa qualquer espaço do corpo.

Os coeficientes de partição do N_2O entre tecidos, músculos e gordura são baixos. A equilibração ocorre rapidamente devido à incapacidade de os tecidos reterem N_2O. Por este facto, o N_2O não é armazenado no organismo, pelo que a sua eliminação não é impedida.

Eager introduziu o conceito de efeito de concentração do N_2O na indução. O efeito de concentração ocorre quando uma alta concentração de N_2O é fornecida ao paciente (70% de N_2O). Essas concentrações são frequentemente fornecidas durante a anestesia geral. Mas, em concentrações mais baixas, esse efeito não é significativo. Além disso, a rápida absorção de N_2O permite que o segundo gás seja aspirado muito mais rapidamente e este fenómeno é designado por "efeito de segundo gás". Isto permite a administração de quantidades mínimas de anestésico mais potente em simultâneo com o N_2O. O N_2O é metabolizado pelo fígado e 90% é eliminado pelos pulmões sem biotransformação. Uma quantidade minúscula (0,004%) é metabolizada no trato gastrointestinal.

Farmacodinâmica :

É o estudo dos efeitos bioquímicos e fisiológicos dos fármacos e do mecanismo das acções, incluindo a correlação dessas acções e dos efeitos dos fármacos com a sua estrutura química. A potência do fármaco é determinada pela avaliação da concentração alveolar mínima (CAM), que é a quantidade de fármaco necessária para impedir o movimento em 50% dos indivíduos que respondem à incisão cirúrgica. O óxido nitroso tem baixa potência (MAC = 104), mas seu impressionante histórico de segurança permite o uso de concentrações sub-MAC que são ideais para aliviar a apreensão e a ansiedade em relação às injeções de anestésicos locais e ao tratamento em geral[11].

No entanto, recomenda-se cautela porque esta análise não aborda considerações quando o óxido nitroso é combinado com outros anestésicos, sedativos ou opióides. Esses agentes não apenas reduzem o MAC para o óxido nitroso, mas atuam sinergicamente na depressão da função respiratória e cardiovascular.

INTERACÇÃO COM O CORPO:

Sistema cardiovascular:

O N2O não afecta negativamente o CVS de forma a produzir quaisquer alterações significativas e, em geral, o N2O provou ser ligeiramente carotónico.[13] É produzida uma ligeira depressão das contracções miocárdicas com uma relação de 80% de N2O:20% de O2 e não se observam alterações na frequência cardíaca ou no débito cardíaco. Na ausência de hipóxia, a PA permanece estável. Observa-se vasodilatação cutânea, que produz um certo grau de rubor e transpiração. A vasodilatação pode ser utilizada com vantagem clínica para facilitar a punção venosa em doentes apreensivos. O óxido nitroso provoca uma pequena depressão do débito cardíaco, enquanto a resistência periférica aumenta ligeiramente, mantendo assim a pressão arterial. Este facto é particularmente vantajoso no tratamento de doentes com perturbações do sistema cerebrovascular.

Sistema respiratório:

Quando se destina a sedação mínima, o óxido nitroso não deprime a ventilação[14]. Não é irritante para o epitélio pulmonar, pelo que pode ser administrado a doentes com asma sem risco acrescido de broncospasmo. É mais provável que a frequência respiratória resulte do alívio sedativo da ansiedade (lenta e profunda) ou da aproximação da fase de excitação (rápida e superficial) do que da ação direta do N2O no sistema respiratório[13].

Sistema nervoso central:

O N_2O, tal como outros sedativos, tem a capacidade de deprimir o SNC, mas o mecanismo é desconhecido[15]. A dosagem de N2O tem efeito sobre as alterações de frequência e voltagem no EEG[16]. Também com a rápida substituição de N2 por N2O nos espaços aéreos, foram encontrados aumentos notáveis da pressão intracraniana em casos de pneumocefalografia. Em casos de exposição crónica ao óxido nitroso, foram demonstradas evidências de lesão do sistema nervoso. O entorpecimento e a fraqueza das extremidades são sintomas observados, assim como a marcha atáxica[17].

Parbrook classificou os efeitos do óxido nitroso em quatro zonas de analgesia e apresentou analogias descritivas para cada zona.[18]

Zona 1: (6-25%) sujeito com alguma analgesia com comunicação verbal completa.

Zona 2: (26,45%) doentes com distanciamento psicológico, sonhadores ou aparentemente inebriados.

Zona 3: (46,65%) os doentes estavam marcadamente amnésicos e respondiam a
mas, num plano mais profundo, por vezes perdia a consciência.

A zona 4: (66,85%) foi considerada anestesia geral ligeira.

No espaço de 40 segundos após o início da utilização do N_2O, foram relatados sintomas subjectivos de formigueiro e calor. Foram observadas alterações na função psicomotora com a utilização de todas as concentrações. O pico do efeito foi atingido em cinco minutos após a administração, com ausência de reação a comandos verbais.[19]

Sistema hematopoiético:

Foram detectadas alterações megaloblásticas da medula óssea em doentes que foram expostos a concentrações mais elevadas de óxido nitroso durante um período prolongado[20]. O N2O inibe a ação da metionina sintetase, uma enzima envolvida no metabolismo da vitamina B12, o que leva a uma diminuição da função da medula óssea. A absorção prejudicada de vitamina B12 está associada à deficiência de cobalamina. A cobalamina é necessária para a conversão da homocisteína em metionina[21]. A anemia perniciosa e a anemia megaloblástica são doenças que estão associadas a esta deficiência vitamínica. Estudos em animais centrados em deficiências de cobalamina mostram o envolvimento neurológico[22]. A miopatia e a neuropatia também foram citadas em humanos com deficiências de cobalamina[23]. Os estudos que citam efeitos hematológicos associados ao óxido nitroso são utilizados como anestésico quando as doses são elevadas e os eventos são intensivos em tempo ou em doentes que abusam cronicamente do óxido nitroso.

A literatura mais recente refere que algumas pessoas com deficiências subclínicas de vitamina B12 sofreram efeitos pós-operatórios após sedação com óxido nitroso/oxigénio com concentrações mais baixas; os relatórios indicam que a melhoria neurológica aumenta com o tempo e com a suplementação de vitamina B12.[24]

Trato gastro-intestinal:

Não tem ação significativa no TGI. Na presença de disfunção hepática, o N2O pode ainda ser utilizado com efeito sem risco acrescido de sobredosagem ou de reacções adversas.

Rins: Nenhum efeito significativo nos rins ou no volume ou composição da urina[14].

Músculo esquelético: O N2O não produz relaxamento dos músculos esqueléticos. Qualquer efeito observado é atribuído ao alívio da ansiedade e não à ação direta do N2O. [14]

Efeito analgésico e ansiolítico[8]

É um agente analgésico/ansiolítico eficaz que causa depressão e euforia no sistema nervoso central (SNC), com poucos efeitos no sistema respiratório.

O óxido nitroso tem múltiplos mecanismos de ação. O efeito analgésico do óxido nitroso parece ser iniciado pela libertação neuronal de péptidos opióides endógenos com subsequente ativação de receptores opióides e receptores descendentes do ácido gama-aminobutírico tipo A (GABAA) e vias noradrenérgicas que modulam o processamento nociceptivo ao nível da coluna vertebral. O efeito ansiolítico envolve a ativação do recetor GABAA, direta ou indiretamente, através do local de ligação da benzodiazepina.

Absorção de óxido nitroso

O óxido nitroso tem uma absorção rápida, sendo absorvido rapidamente dos alvéolos e mantido numa solução simples no soro. É relativamente insolúvel, passando por um gradiente para outros tecidos e células do corpo, como o SNC. É excretado rapidamente dos pulmões. Como o óxido nitroso é 34 vezes mais solúvel do que o azoto no sangue, pode ocorrer hipoxia por difusão. Os estudos demonstraram que as crianças dessaturam mais rapidamente do que os adolescentes, pelo que é importante administrar oxigénio a 100% ao doente quando o óxido nitroso num sistema fechado tiver terminado. O óxido nitroso é absorvido rapidamente, permitindo um início e uma recuperação rápidos (dois a três minutos). Provoca uma perturbação mínima de quaisquer reflexos, protegendo assim o reflexo da tosse. Apresenta um perfil de segurança superior, sem registo de mortes ou casos de morbilidade grave quando utilizado dentro da concentração recomendada.

INSTRUMENTOS E EQUIPAMENTOS

É comum os profissionais considerarem a máquina de óxido nitroso como um armamento complexo. No entanto, o equipamento de base pode ser classificado, em termos gerais, como o fornecimento de gases e um aparelho para a sua administração, e é relativamente simples de compreender.

A unidade de sedação é uma modificação do aparelho de anestesia geral; foi concebida para administrar apenas os dois gases (óxido nitroso e oxigénio), enquanto o aparelho de anestesia geral pode administrar vários agentes inalatórios.

CLASSIFICAÇÃO DOS EQUIPAMENTOS DE SEDAÇÃO POR N2O

1) Unidades de caudal de procura[24]

Estas unidades não fornecem gases continuamente ao doente, mas variam a taxa e o volume de gás fornecido de acordo com as necessidades respiratórias do doente. Uma unidade de fluxo de exigência conhecida como Nitronox ou EntonoxTM (BOC Group, Inglaterra) é utilizada em ambiente hospitalar e ambulatório

Vantagem -

- Diminuição do volume de gases comprimidos utilizados

Desvantagem -

- O fluxo volumétrico de gases anestésicos por minuto não é visível ou registado em qualquer parte da máquina
- Falta de precisão da válvula misturadora.
- Ocorreram acidentes mortais devido à má compreensão da utilização de unidades de fluxo de procura

2) Unidades de fluxo contínuo

Estas unidades contêm fluxómetros e caracterizam-se pelo fluxo contínuo de gases, independentemente do padrão respiratório.

Vantagem-

- Modelo recomendado e amplamente utilizado de unidades de inalação.

Desvantagem -

- Maior volume de gás utilizado durante um período de tempo (compensado pela precisão e segurança das unidades de fluxo contínuo)

2. EM FUNÇÃO DA MOBILIDADE DO EQUIPAMENTO

Existem dois tipos de sistemas de administração de óxido nitroso e oxigénio:

1. Portátil

2. Fixa (canalizada no sistema central)[9]

1) Sistema portátil

Tem um suporte de suporte transportável ao qual estão ligados os depósitos de óxido nitroso e oxigénio de tamanho E (15 libras). O sistema pode ser deslocado de um consultório para outro. Os suportes podem conter duas garrafas (uma de óxido nitroso e uma de oxigénio) ou quatro garrafas (duas de óxido nitroso e duas de oxigénio). A vantagem de utilizar um sistema portátil é o facto de os custos iniciais de instalação serem inferiores aos de um sistema fixo.[25]

2) Fixo (canalizado no sistema central)

Neste caso, o fornecimento de N2O e O2 está localizado a uma distância da área em que os gases são administrados aos doentes. A unidade de sedação por inalação é designada por cabeça e está presente na área de tratamento. A cabeça é normalmente montada na parede ou num suporte. As vantagens desta configuração são o baixo custo de manutenção e as múltiplas áreas de tratamento.

3.) **Sistemas centrais de armazenamento com cabeças móveis**

Representa um compromisso entre o sistema de armazenamento portátil e central. Permite a utilização de garrafas de gás comprimido maiores, enquanto a unidade de sedação por inalação se encontra num suporte portátil, que pode ser deslocado da área de tratamento à medida que surge a necessidade de sedação por inalação

Todas as unidades de sedação por inalação contêm os mesmos componentes básicos, que são:

1. Garrafas de gás
2. Válvulas redutoras
3. Medidores de caudal
4. Saco do reservatório
5. Tubagem condutora
6. Capuz nasal

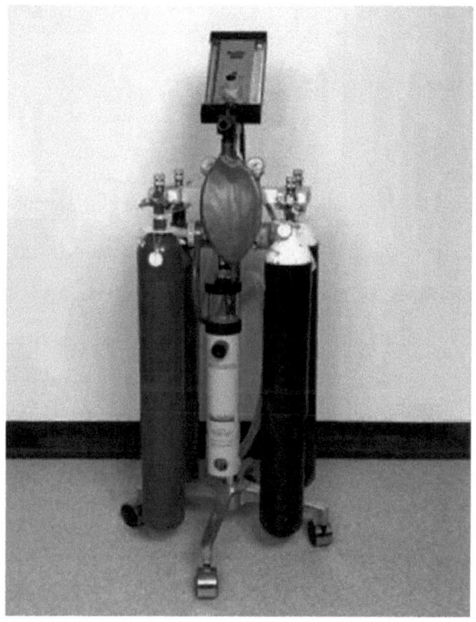

CILINDRO DE GÁS

Construção de garrafas de gás

São construídos em aço cromomolibdénio leve, alumínio ou um composto (como alumínio envolvido em fibra de carbono). A espessura típica da parede dos cilindros de aço é de 3 mm e a de um cilindro de liga de alumínio é de 6 mm[2]. As garrafas compósitas são ultraleves em peso, extremamente duráveis e podem ser enchidas a alta pressão até 4000 kPa[26]. Podem conter mais 30% de gás do que uma garrafa de alumínio de tamanho comparável e 70% mais leves do que uma garrafa de aço.

Componentes do Cilindro

Corpo

O cilindro tem um corpo, um ombro e um pescoço. A parte superior curva do corpo é designada por ombro, que se afunila num pescoço. O pescoço termina numa rosca cónica na qual se encaixa a válvula. Quando a válvula é aparafusada ao pescoço do cilindro, é utilizado um material fusível (Wood's Metal) para vedar as fugas entre a válvula e o cilindro, que derrete se o cilindro for exposto a calor intenso. Isto permite a libertação do gás e diminui o risco de explosão.[27]

Válvula

A válvula é feita de bronze ou latão e é a parte mais frágil da garrafa, pelo que é fornecida com uma tampa de proteção metálica para a proteger. Permite que o cilindro seja ligado e desligado e fornece um meio através do qual os cilindros são enchidos e ligados ao conjunto de garfo no aparelho de anestesia ou ao regulador[28].

O dispositivo limitador de pressão é instalado nas garrafas com o objetivo de libertar o conteúdo da garrafa para a atmosfera se a pressão na garrafa aumentar para um nível perigoso devido a temperaturas elevadas ou a um enchimento excessivo.[29]

A válvula de descompressão é um dispositivo acionado por mola, concebido para voltar a fechar e impedir a descarga do gás na garrafa após o restabelecimento de uma pressão definida.

Sistema de segurança de índice de pinos

Tem uma configuração única de orifícios e pinos que coincidem exatamente para eliminar a ligação da garrafa errada ao equipamento, evitando assim o fornecimento de gás errado aos doentes. Este sistema também é utilizado pelo fornecedor para encher a botija com o gás correto.[30]Incorpora dois orifícios em posições específicas na válvula da botija, por baixo do orifício de saída, e a botija só pode ser ligada a uma forquilha ou a um regulador de pressão com um par de pinos correspondentes.

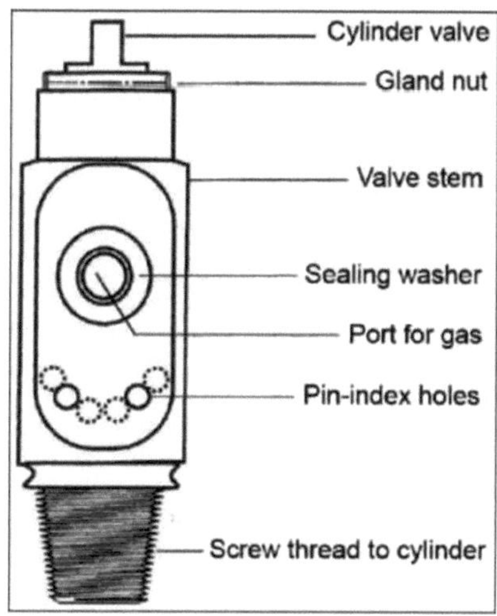

O óxido nitroso é fornecido numa garrafa azul que contém uma fase gasosa e uma fase líquida a uma pressão de 5400kPa. O oxigénio é fornecido como gás comprimido numa garrafa preta com um ombro branco a uma pressão de 15000Kp

Código de cores das garrafas de óxido nitroso e de oxigénio em diferentes países

COUNTRY	NITROUS OXIDE	OXYGEN
Argentina	Blue	White with green cross
Australia	Blue	White
Canada	Blue	White
China	Gray	Green
India	Blue	Black with White shoulders
Germany	Gray	Blue
Japan	Black	White
South Africa	Blue	Black with White shoulders
Sweden	Blue	White
United Kingdom	Blue	White
United States	Blue	Green

Código de cores, índice de pinos e estado físico em cilindros de gases

	Oxygen	Nitrous oxide
Physical state in cylinder	Gas	Gas+Liquid (below 98^0 F)
Color (India)		
Body	Black	Blue
Shoulder	White	Blue
International		
Color	White	Blue
Formula	O_2	N_2O
Pin index	2-5	3-5

Tamanho do cilindro

O tamanho do cilindro é definido pela sua capacidade de conter água e varia entre 1,2 e 6550 L. Os cilindros são produzidos em vários tamanhos designados por um código de letras maiúsculas, sendo A o mais pequeno e "HH" o maior.

Tamanho e especificação das garrafas de oxigénio normalmente utilizadas

Size	Capacity (L)	Pressure (psi)	Tare Wt. (kg)	Valve type
B	200	1900	2.27	Pin index
D	400	1900	3.4	Pin index
E	660	1900	5.4	Pin index
F	1360	1900	14.5	Bull nose
G	3400	1900	34.5	Bull nose
H	6900	2200	53.2	Bull nose
M	3450	2200	29.0	Bull nose

Dimensões relativas e especificações das garrafas de óxido nitroso

Size	Capacity (L)	Pressure (psi)	Tare Wt. (kg)	Valve type
C	450	745	2	Pin index
D	940	745	3.4	Pin index
E	1800	745	5.4	Pin index
F	3600	745	14.5	Hand wheel
G	9000	745	34.5	Hand wheel
J	18000	745	68.9	Hand wheel

Reguladores:

Também designados por **válvulas redutoras,** estão situados entre as garrafas de gás comprimido e o fluxómetro. A principal função do regulador é reduzir a alta pressão dos gases provenientes da garrafa, de forma segura para o paciente e para a unidade de sedação. A manutenção de uma pressão constante e relativamente baixa dentro do corpo da unidade de N2O minimiza o potencial de danos à máquina produzidos por gases de alta pressão. É dentro das válvulas redutoras que a recompressão dos gases produz um tremendo aumento de temperatura para cerca de 1500 a 200 graus F. Este aumento de temperatura pode inflamar qualquer tipo de óleo, gordura ou lubrificante em contacto e pode levar a uma explosão.

Medidores de caudal:

A partir das válvulas redutoras, os gases individuais são transportados através de tubos de baixa pressão para a parte de trás da unidade. Os gases são então direcionados para os medidores de fluxo, que permitem a administração de um volume preciso de cada gás ao doente. O fluxómetro é o dispositivo calibrado situado na parte superior do conjunto da forquilha. O gás flui da garrafa através do fluxómetro[9]. O fluxómetro indica a quantidade de gás que está a ser fornecida ao doente. O gás flui em secções separadas do fluxómetro e, por fim, mostra o seu fluxo nos tubos de gás na parte da frente da unidade.

Os medidores de caudal são calibrados apenas para o gás que vai passar através deles. Os caudais de gás são calibrados para serem lidos a 25 graus C e a 76 cm Hg. A calibração no medidor de caudal indica o caudal de gás em litros por minuto. Os ajustamentos do caudal

O controlo do fluxo de gás é efectuado por uma válvula de agulha fina para cada medidor de fluxo. Os botões que controlam o fluxo de gás são codificados por toque e por cores.

Existem 3 tipos de dispositivos, o rotâmetro, a esfera e a haste, utilizados no interior do fluxómetro para medir o fluxo de gás. À medida que os gases anestésicos saem pela parte superior dos respectivos fluxómetros, são combinados na câmara de mistura e, a partir deste ponto, uma mistura de gases sai da tubagem de saída e é transportada para o doente.

Entre os vários avanços nos equipamentos, os que contêm flash LED dão ao médico um método simples de garantir que o componente individual do fluxo de gás e que a relação relativa e a quantidade de fluxo estão corretos. A função de alarme não silencioso dos dispositivos electrónicos digitais de controlo do fluxo (Centurion Mixer e Digital MDM) para o esgotamento do oxigénio garante a segurança do doente. (Novo olhar sobre uma técnica antiga)

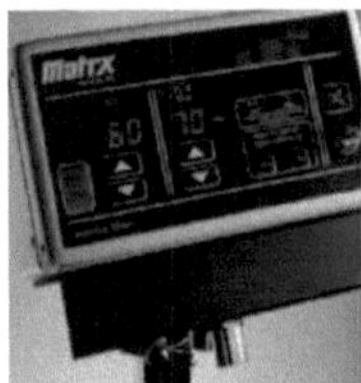

Saco do reservatório:

São sacos em forma de bexiga feitos de silicone ou borracha, com tamanhos que variam entre 1 e 8 L. O saco reservatório de 3 L é mais frequentemente utilizado em medicina dentária, no entanto, podem ser preferidos sacos mais pequenos em doentes pediátricos. O saco reservatório é fixado à base do saco/taça (câmara de mistura). Tem os seguintes objectivos: fornece principalmente uma fonte de gás adicional. Fornece um mecanismo para monitorizar a respiração do doente, observando a expansão e contração do saco durante a sedação, o que assegura ao operador a inalação e exalação de gases do doente. Numa emergência, o saco do reservatório funciona como um método de fornecimento de O_2 de pressão positiva ao doente. O saco é suavemente apertado para esvaziar o seu conteúdo na árvore pulmonar; a ação é semelhante à de um saco de reanimação manual. A assistência à ventilação desta forma vence a resistência quando acompanhada por uma máscara facial completa com uma vedação ligeira em vez de um capuz nasal.

Tubos condutores:

Um tubo de comprimento variável, denominado tubo condutor ou de respiração, liga o saco ao capuz nasal. O tubo é de grande diâmetro, ondulado e feito de

borracha preta. O grande diâmetro evita qualquer tipo de resistência ao fluxo de gases e a ondulação impede a dobragem inadvertida do tubo.

O tubo corrugado está ligado a um ou dois tubos não corrugados que estão ligados ao aparelho respiratório do doente. Estes têm um diâmetro mais pequeno e saem de cada lado da cabeça da cadeira dentária, de forma a que o doente se mantenha confortável.

Aparelho de respiração: (Capuz nasal ou máscara facial)

O **capuz nasal** é um dispositivo concebido para se adaptar de forma confortável e segura ao nariz do doente. Todos os capuzes nasais atualmente fabricados são isentos de látex[9]. Existem 2 tipos,

Capuz nasal tradicional - Os gases exalados são eliminados para o ambiente circundante através de uma válvula de exalação localizada na parte superior do capuz nasal.

Exaustor nasal de exaustão - O exaustor nasal de exaustão prototípico tem quatro tubos que entram nele. Dois tubos libertam gases frescos da unidade de sedação e os outros tubos transportam os gases exalados para fora da área de tratamento para um local seguro. Com a crescente preocupação com as possíveis complicações para o pessoal, este tipo de capuz é agora obrigatório. O capuz nasal foi concebido para se ajustar confortavelmente ao nariz do doente, de modo a que o gás não saia pelos lados. Estão disponíveis vários tamanhos. Os capuzes estão disponíveis numa variedade de aromas, como baunilha, pêssego, morango, menta e pastilha elástica. Estão disponíveis capuzes nasais sem perfume. Os modelos actuais de capuzes nasais disponíveis são descartáveis (não esterilizáveis) ou reutilizáveis (têm de ser esterilizados)

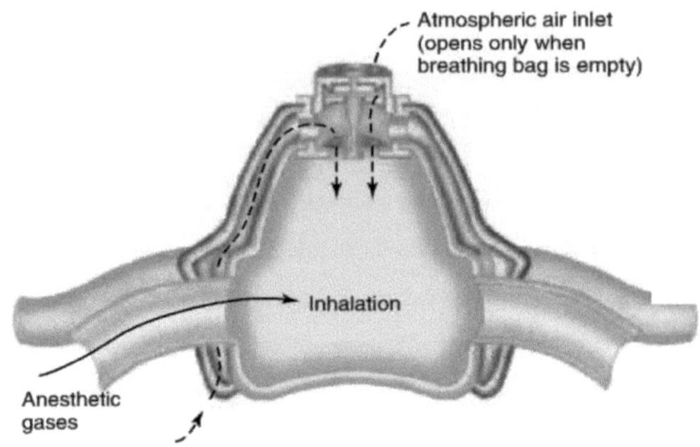

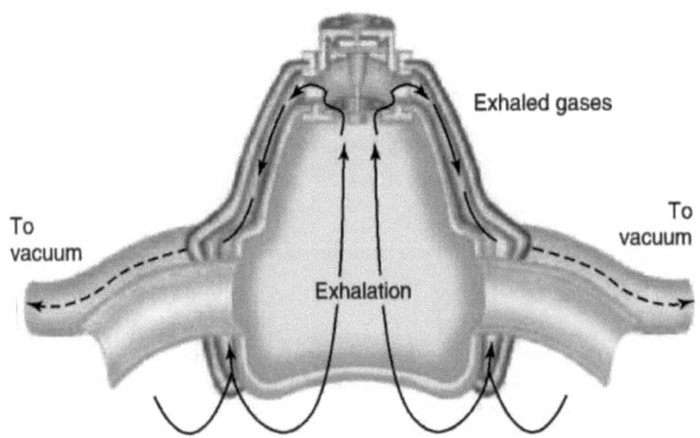

Tipo de capuz nasal

Caraterísticas de segurança

Apesar da grande margem de segurança inerente à administração de óxido nitroso-oxigénio, foram desenvolvidas pelo menos 12 caraterísticas de segurança importantes.

The 12 safety features of nitrous oxide–oxygen delivery systems.*

- Alarms
- Color-coding
- Diameter-index safety system
- Emergency air inlet
- Locks
- Minimum oxygen liter flow
- Minimum oxygen percentage
- Oxygen fail-safe system
- Oxygen flush button
- Pin-index safety system
- Quick connect for positive-pressure oxygen
- Reservoir bag

* Source: American Dental Association.[26,27]

Alarmes

Os sistemas de fornecimento de óxido nitroso-oxigénio têm vários alarmes sonoros e visuais. Uma vez que a oxigenação do doente é de importância primordial, o alarme de baixa pressão de oxigénio soará ou piscará, dependendo do sistema. As razões pelas quais os alarmes soam ou piscam variam, mas normalmente fazem-no quando a pressão da linha de oxigénio desce para menos de 38 libras por polegada quadrada. A causa mais provável seria qualquer situação em que o fluxo e a pressão contínuos de oxigénio deixem de ser sustentados, na maioria das vezes

quando o fornecimento de oxigénio se esgota, o tubo é perfurado ou desenvolve uma fuga. Um alarme de falha de oxigénio é tradicionalmente designado por "dispositivo de aviso de falha de oxigénio". Nas máquinas mais antigas, este era um dispositivo pneumático chamado "apito de Ritchie", que foi substituído por sensores electrónicos. As caraterísticas de segurança de reserva para este alarme são a entrada de ar de emergência, o fluxo mínimo de litros de oxigénio e a válvula de segurança de oxigénio. Estas caraterísticas de segurança desligam as linhas de fornecimento de gás e emitem um alarme para alertar o médico de que o doente já não está a receber óxido nitroso e oxigénio. Todo o fornecimento de gás ao doente será interrompido automaticamente e o doente começará a respirar ar ambiente através da entrada de ar de emergência. À semelhança das caraterísticas de segurança do oxigénio, existem alarmes de baixa e alta pressão para as linhas de fornecimento de óxido nitroso que soam ou piscam, dependendo do sistema.

Entrada de ar de emergência.

Existe uma entrada de ar de emergência que foi concebida para permanecer fechada enquanto estiverem a ser administrados gases ao doente. No entanto, quando o sistema de segurança de oxigénio desliga os gases, é permitida a entrada de ar ambiente no sistema para que o doente possa continuar a respirar através do capuz nasal ou da máscara facial.

Sistema de Segurança de Índice Diamétrico (DISS).

A Compressed Gas Association desenvolveu o DISS para estabelecer um padrão para conexões removíveis e não intercambiáveis para uso com gases medicinais, vácuo (sucção) e serviço de evacuação.[31] A indexação não intercambiável é obtida por meio de uma série de diâmetros crescentes e decrescentes dos componentes de conexão que atuam de forma semelhante a uma chave, de modo que os acessórios (adaptador de corpo, niple e porca) dentro do grupo de serviço de gás se conectem apenas com seu próprio tipo. Especificamente devido ao facto de os diâmetros dos adaptadores de corpo aumentarem ou diminuírem proporcionalmente, apenas as peças corretamente encaixadas e destinadas se encaixam para permitir o encaixe da rosca.

Fechaduras.

À semelhança de outras drogas que podem alterar o nível de consciência de uma pessoa, o óxido nitroso pode ser utilizado de forma abusiva por pessoas com acesso a ele, incluindo os profissionais de medicina dentária.

De acordo com os códigos nacionais de incêndio, o óxido nitroso e outros gases comprimidos devem ser mantidos em salas fechadas. Muitos fabricantes fornecem fechaduras adicionais para as máquinas ao nível dos tanques, do coletor ou do misturador, para evitar que os funcionários acedam ao óxido nitroso de forma inadequada.

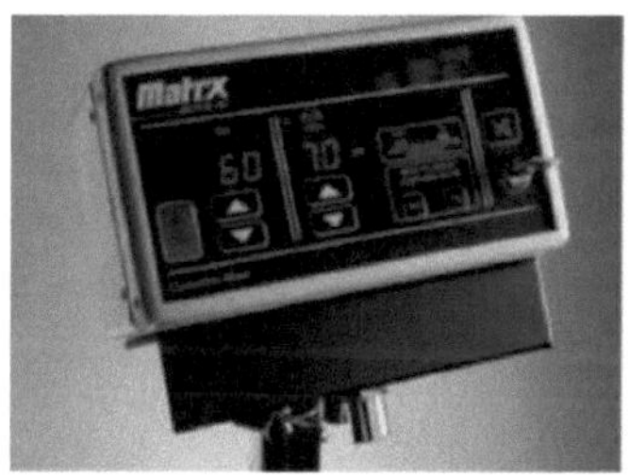

Fluxo mínimo de oxigénio por litro.

Como recurso de segurança de reserva para os alarmes, os sistemas de administração de óxido nitroso-oxigénio são obrigados a fornecer um fluxo mínimo de oxigénio por litro que garanta que 2,5 a 3,0 litros de oxigénio por minuto é a quantidade mínima que pode ser administrada. Como a oxigenação do doente é fundamental, a existência desta caraterística de segurança garante que o doente tem sempre acesso a 100 por cento de oxigénio quando a máquina é ligada[32]. Independentemente das percentagens de oxigénio e de óxido nitroso que o doente está a receber, se o reservatório de óxido nitroso ficar vazio, esta quantidade mínima de oxigénio continuará a fluir enquanto o alarme de nitrogénio soa ou pisca para alertar o médico para que se ocupe dos reservatórios. Se as botijas de oxigénio ficarem vazias ou se a pressão de oxigénio diminuir por outro motivo, as caraterísticas de segurança de reserva para o fluxo mínimo de oxigénio em litros são o alarme de baixa pressão de oxigénio, a válvula de segurança de oxigénio e a entrada de ar de emergência.

Percentagem mínima de oxigénio.

Esta foi uma das caraterísticas de segurança iniciais utilizadas por todos os fabricantes de sistemas de fornecimento de óxido nitroso-oxigénio, para garantir que as concentrações de oxigénio nunca desçam abaixo dos 30 por cento durante o fornecimento de gás. Os dispositivos de segurança de reserva para a percentagem mínima de oxigénio são o alarme de baixa pressão de oxigénio, a válvula de segurança de oxigénio e a entrada de ar de emergência

Sistema de segurança de oxigénio.

O sistema de segurança de oxigénio foi concebido para que o fornecimento de óxido nitroso seja desligado automaticamente quando o fornecimento de oxigénio estiver comprometido ou esgotado. Este sistema detecta apenas a pressão e não verifica se o gás fornecido é oxigénio.

Botão de descarga de oxigénio

O botão de descarga de oxigénio é um mecanismo que permite a administração de oxigénio a 100 por cento através de um saco de reservatório (ver abaixo) em caso de emergência. Quando o botão é premido, a válvula de descarga de oxigénio é engatada e o sistema fornece oxigénio diretamente da tubagem ou do regulador do reservatório a 45 a 50 psi. O caudal situar-se-á entre 35 e 75 L/minuto.

TÉCNICA DE ADMINISTRAÇÃO DE ÓXIDO NITROSO/OXIGÉNIO

Devem ser administrados apenas por indivíduos devidamente licenciados ou sob a sua supervisão direta, de acordo com a legislação estatal. O profissional responsável pelo tratamento do doente e/ou pela administração de agentes analgésicos/ansiolíticos deve ter formação na utilização desses agentes e técnicas e na resposta de emergência adequada. O primeiro passo para preparar a administração de óxido nitroso é ligar os tanques principais que contêm óxido nitroso e oxigénio. Os reservatórios devem ser sempre ligados lentamente para evitar uma acumulação de calor, e as garrafas e os manómetros devem ser verificados para se ter a certeza de que ambos os reservatórios estão cheios. O procedimento para este efeito varia, pelo que as instruções do fabricante devem ser lidas cuidadosamente antes de utilizar qualquer equipamento. O doente está sentado confortavelmente, o historial médico e os sinais vitais são verificados. Deve ser feita a seleção de um capuz nasal de tamanho adequado. Ligar o exaustor nasal às mangueiras e ajustar o fluxo de oxigénio para uma taxa de fluxo que se aproxime do volume respiratório por minuto do doente. O volume respiratório por minuto é a quantidade de ar novo que uma pessoa respira num minuto. É calculado multiplicando o volume corrente do doente (o volume de ar numa respiração normal) pela frequência respiratória do doente por minuto. O volume respiratório por minuto de um doente varia consoante o tamanho do corpo e a idade. Um adulto pode ter um volume corrente maior do que uma criança, no entanto, uma criança tem uma frequência respiratória maior do que um adulto, pelo que os volumes respiratórios por minuto não são assim tão diferentes entre uma criança e um adulto.

Chart 3. Minute Respiratory Volume			
	Tidal Volume	Rate	Total
Infant	75-125 ml	30/min	2250-3750 ml/min
Child	200-250 ml	20-24/min	4000-6000 ml/min
Adult	400-450 ml	12-18/min	4800-8100 ml/min

É muito importante que o gás esteja a fluir antes de colocar o capuz nasal sobre o nariz do doente. Não há nada mais desconcertante para um doente ansioso do que a incapacidade de respirar. Se o gás não estiver a fluir, o doente não consegue respirar.

Administração de sedação por inalação de N2O numa criança

A explicação correta da administração e do efeito do óxido nitroso à criança é essencial para obter a cooperação da criança para a colocação do inalador nasal. O operador deve ser tão silencioso quanto possível para evitar distracções e para aumentar o estado sedativo. O método "contar e mostrar" é essencial para acalmar os receios da criança. O operador deve explicar à criança que lhe vai ser pedido que cheire um pouco de "ar mágico" através do inalador nasal. Este deve ser perfumado com qualquer um dos vários agentes aromatizantes - Lorann Oils, Lansing, Ml - e a criança deve ser instruída a cheirar o aroma específico utilizado. Muitas crianças não conseguem compreender o comando "respirar pelo nariz", pelo que a instrução de "cheirar" é essencial para garantir uma inalação correta. Além disso, como a criança pode esquecer-se de respirar pelo nariz durante o procedimento, é necessário relembrá-la constantemente. O operador pode demonstrar a utilização do inalador nasal, colocando-o no nariz e mostrando à criança como respirar através dele para fazer mover o saco do reservatório. Se a criança resistir ao inalador, basta colocá-lo perto do nariz e da boca e aumentar a percentagem de óxido nitroso para 70% para estabelecer a sedação inicial, uma vez que o óxido nitroso é mais pesado do que o ar ambiente e fixar-se-á no nariz do doente. Ocasionalmente, pode ser necessário forçar o inalador nasal sobre o nariz e a boca de uma criança resistente para estabelecer a sedação inicial, juntamente com o uso da técnica da mão sobre a boca. Alguns operadores e pais opõem-se a esta técnica forçada e, nesse caso, o procedimento desse dia é abandonado e são planeadas doses maiores de sedativo para uma sessão subsequente, para garantir que a criança aceita o inalador.

É importante explicar à criança a sensação que se segue associada ao óxido nitroso - o "formigueiro, o borbulhar dos dedos das mãos, dos pés e dos membros" e a "sensação de flutuação e calor". Se estas sensações forem inesperadas, a criança pode ficar com medo e agitada. Estas sensações devem ser descritas de uma forma positiva, para que a criança se sinta inclinada a aceitá-las e a apreciá-las.

O nitrogénio pode ser induzido através de duas técnicas:

Técnica de indução lenta:

O capuz nasal de tamanho adequado é colocado sobre o nariz. O saco reservatório é enchido com oxigénio a 100% e é administrado a um caudal de 5-6 L/min durante 2-3 minutos. Incentivar o doente a respirar pelo nariz. O saco deve pulsar a cada respiração e não deve estar demasiado ou pouco insuflado. O N2O é introduzido em incrementos a uma concentração de 5-10% por cada 3 minutos. Ajustar a concentração para 30% de óxido nitroso e 70% de oxigénio. Uma revisão dos registos de pacientes submetidos a sedação por inalação com óxido nitroso e oxigénio demonstrou que o paciente típico necessita de 30 a 40% de óxido nitroso para atingir a sedação ideal[34]. A concentração de óxido nitroso pode ser diminuída durante os procedimentos mais fáceis (por exemplo, restaurações) e aumentada durante os mais estimulantes (por exemplo, extração, injeção de anestésico local). Os efeitos secundários, como náuseas e vómitos, são mais prováveis de serem observados quando a titulação não é utilizada[34]. A monitorização visual da frequência respiratória e do nível de consciência do doente deve ser efectuada durante todo o tratamento. Os efeitos do óxido nitroso dependem em grande medida da tranquilização psicológica, pelo que as técnicas tradicionais de orientação comportamental devem ser mantidas durante o tratamento. Uma vez terminado o fluxo de óxido nitroso, deve ser administrado oxigénio a 100 por cento durante cinco minutos[35]. O doente deve voltar à capacidade de resposta anterior ao tratamento antes de receber alta.

Técnica de Indução Rápida

Em crianças pequenas que estão extremamente apreensivas e choram continuamente, são administradas inicialmente concentrações mais elevadas de N2O > 50%. Quando a criança recupera a compostura e se acalma, a concentração de óxido nitroso é reduzida para 30% e a mesma concentração é mantida durante todo o procedimento. Devem ser tomadas precauções para evitar o efeito de montanha-russa devido ao aumento ou diminuição bruscos da concentração de N2O[36].

A indução rápida pela pré-mistura de 50% N2O - 50% O2 está bem documentada na literatura com mínimas complicações e maior eficácia em produzir ansiólise e analgesia durante o procedimento[37-41].

Existem três estados ou níveis de consciência durante a administração de óxido nitroso/oxigénio.

O primeiro nível é a fase de Consciência de Alerta Ativo ou Indução. O doente está a começar a experimentar as sensações sentidas durante a administração inicial de analgesia com óxido nitroso/oxigénio. Esta é uma fase introdutória ou pré-operatória e o doente não está pronto para ser submetido a tratamento.

O segundo nível é o estado alterado de consciência ou fase de manutenção. O doente foi corretamente titulado e está a receber a concentração ideal de óxido nitroso/oxigénio. Esta é a fase em que o doente se sente mais confortável. Quando o doente descreve as respostas corporais e sensoriais associadas a este nível, o tratamento pode começar.

O terceiro nível é o estágio de Perda de Consciência. Nesta fase, a concentração de óxido nitroso/oxigénio administrada ao doente é demasiado elevada e o doente exprime desconforto verbalmente e através de respostas corporais. Se o paciente apresentar estas respostas, o tratamento é interrompido, a concentração de óxido nitroso/oxigénio é reduzida e o paciente é instruído a respirar pela boca, para aumentar a concentração de óxido nitroso/oxigénio através da diluição com o ar ambiente. Quando o doente volta a obter respostas positivas, o tratamento é continuado com o nível reduzido de óxido nitroso/oxigénio.

Chart 1. Characteristic Body Responses During N_2O / O_2 Administration

State of Consciousness	Age Levels	Muscles of Facial Expressions	Muscles of Mastication	Extremities
Active Alert Consciousness (AAC) Induction Non-operating phase	Adult	No changes in these muscles	Patient can elevate and depress mandible normally	Parasthesia of toes, fingertips, thighs in approximately 40% of patients. Warm feeling in body
	Child	There are no subjective somatic changes in children		
Altered State of Consciousness (ASC) Maintenance Operating phase	Adult	Facial expressions take on two forms. 1. If the eyes are closed the patient will exhibit a sleep-like expression. 2. If eyes remain open there is a "trance-like" appearance due to reduced blink responses.	Mandible tends to elevate and the mouth closes more easily. However, mouth props are generally not needed for dental procedure.	Extremities feel heavy and relaxed. Arm and hand may rotate laterally and roll out of chair arm rests. Fingers may take on various positions for long periods of time. Feet may abduct.
	Child	Trance expression is profound.	Mouth tends to close easily.	Feet abduct.
Loss of Consciousness (LC) Non-operating Phase	Adult and Child	May exhibit an expression of pain due to contraction of *Corrugator Supercili* producing the furrowed brow. *Obicularis Oculi* contraction produces the "crows-feet" effect around the eyes.	Contraction of Temporalis, Masseter and Pterygoid closes mouth so that it cannot be forced open. Patient displays a clenched jaw appearance.	Arm and leg muscles may contract and take on a stiffened appearance.

Chart 2. Characteristic Sensory Responses During N_2O / O_2 Administration						
State of Consciousness	**Age Levels**	**Descriptive**	**Olfactory**	**Ocular**	**Auditory**	**Mouth, Throat, Voice**
Active Alert Consciousness (AAC) Induction Non-operating phase	Adult	Tingling of fingers and toes Warm sensations	Some patients describe a sweet odor to N_2O	Occasional lacrimation. At times tear will roll down sides of face	Normal	Occasional paresthesia of the lower and upper lip.
	Child		There are no subjective somatic changes in children			
Altered State of Consciousness (ASC) Maintenance Operating phase	Adult	Floating Dreaming Relaxed	Normal	Sclera of eye may show prominent blood vessels. Pupils react to light normally. Peripheral vision is blurred. Blink reflex is normal.	Variety of auditory hallucinations. Distant sounds may appear louder. Occasionally patient hears a buzzing or a humming sound.	Speaks more slowly and quietly. Speaks with hesitation. Gag reflex is reduced. Cough reflex is normal.
	Child		Normal	Sclera does not show prominent blood vessels.	No auditory hallucinations.	Reluctant to speak. Gag reflex is reduced.
Loss of Consciousness (LC) Non-operating Phase	Adult and Child	Fading away Blacking out	Undetermined because of communication barrier.	Eyes closed.	Cannot hear.	Does not speak, may laugh, grunt or groan. Approximately 10% of patients will laugh with intensity.

MONITORIZAÇÃO DO DOENTE DURANTE A SEDAÇÃO

Linha de base

Antes da administração de medicamentos sedativos, deve ser documentada uma determinação inicial dos sinais vitais. No caso de algumas crianças muito perturbadas ou não cooperantes, tal pode não ser possível e deve ser redigida uma nota para documentar este facto.

Durante o procedimento

O médico deve documentar o nome, a via, o local, a hora da administração e a dosagem de todos os medicamentos administrados...

Inspeção visual do doente

A observação visual do doente fornece ao dentista informações valiosas sobre o estado clínico do doente e o nível de apreensão em relação ao tratamento planeado.

- Observação da postura do paciente,
- Movimentos do corpo,
- Discurso,
- A pele pode ajudar no diagnóstico de doenças possivelmente significativas

Postura

- Os doentes com ICC e outras doenças pulmonares crónicas podem ser obrigados a sentar-se numa posição mais direita na cadeira de dentista devido a uma ortopneia significativa.
- O doente artrítico com um pescoço rígido pode precisar de rodar todo o seu tronco quando se vira para o dentista para ver um objeto de

lado.

Movimento do corpo

Os movimentos corporais involuntários que ocorrem em pacientes conscientes podem indicar distúrbios significativos. O tremor é observado em doenças como a fadiga, esclerose múltipla, parkinsonismo, hipertiroidismo e, de grande importância para a medicina dentária, histeria e tensão nervosa.

Discurso

- O carácter do discurso de um doente também pode ser significativo.
- A ansiedade em relação ao tratamento iminente também pode ser registada ao ouvir o discurso do doente.
- Uma resposta rápida às perguntas ou um tremor nervoso na voz podem indicar a presença de um aumento da ansiedade e a possível necessidade de sedação durante o tratamento.

Pele

- A mucosa oral, os leitos das unhas e a tez da pele fornecem indicações sobre a perfusão do doente. A cor da pele é significativa. A palidez (perda da cor normal da pele) pode indicar anemia ou ansiedade elevada. A cianose, que indica IC, doença pulmonar crónica ou policitemia, é mais notória nos leitos das unhas e na gengiva. A pele ruborizada pode indicar apreensão, hipertiroidismo ou temperatura corporal elevada, enquanto a iterícia pode indicar doença hepática passada ou presente.

* **Monitorização do pulso** (frequência e ritmo cardíacos) num intervalo

regular de 5-15 minutos. É medido manualmente através da palpação da artéria radial em ventro lateral do pulso ou da artéria braquial na fossa antecubital medial ou da artéria carótida no sulco entre a traqueia e o músculo esternocleiodomastoideu no pescoço ou da artéria temporal superficial na parte anterior do trago da orelha. Outros métodos são os electrónicos, como o monitor de pulso, que envolvem um transdutor eletromecânico ou ótico colocado na ponta do dedo ou no lóbulo da orelha do doente. Um feixe fotoelétrico é interrompido pelo fluxo de sangue através do dedo após cada contração do coração. Esta interrupção produz um sinal visual ou sonoro. Atualmente, o ECG é muito utilizado porque detecta de forma excelente as disritmias.

* **A monitorização do estado respiratório** é igualmente importante. Porque os medicamentos administrados são depressores do SNC e respiratórios. A monitorização casual é feita pela subida e descida do tórax do doente ou pela cor da membrana mucosa oral, mas não é fiável. O estetoscópio precordial/pré-traqueal é extremamente útil na monitorização, devendo ser considerados dois elementos: a frequência cardíaca por minuto e os sons respiratórios. O reconhecimento de sons respiratórios anormais é de importância vital, como no caso de obstrução das vias respiratórias superiores, enquanto que "estalidos/bolhas ou gorgolejos" indicam a presença de fluido. A inclinação repetida da cabeça/elevação do queixo e a aspiração das vias respiratórias são utilizadas na sua gestão.

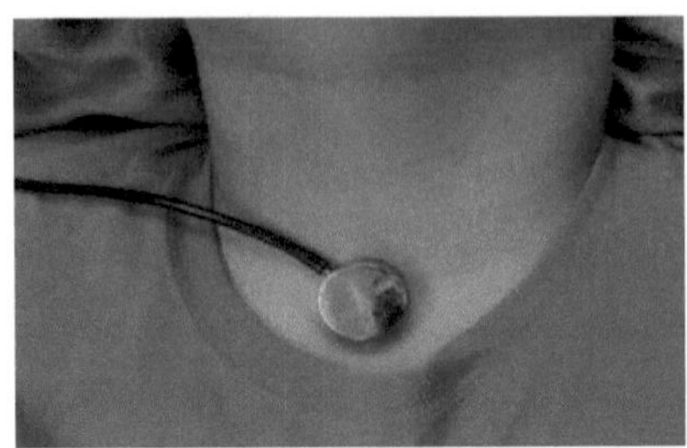

Capnografia:

Conhecer a saturação periférica de oxigénio de momento a momento é importante para detetar uma deterioração súbita do estado fisiológico do doente durante a sedação consciente. A hipóxia é quase sempre a principal complicação destas técnicas de tratamento do doente. A saturação de oxigénio mede a oxigenação, o transporte de oxigénio para os tecidos metabolicamente activos. No entanto, não reflecte a ventilação, o movimento de gases da atmosfera para os alvéolos. Assim, a oxigenação representa apenas metade dos resultados da ventilação. A ventilação deve ser avaliada independentemente da oxigenação. Os métodos utilizados para monitorizar a ventilação incluem a monitorização visual do movimento da parede torácica, a comparação dos sons respiratórios com um estetoscópio precordial, a determinação da frequência respiratória e a capnografia. A capnografia é considerada o padrão de ouro para monitorizar o estado ventilatório e revelará o comprometimento respiratório em 15 segundos. O monitor de capnografia detecta tanto a presença como a qualidade da ventilação, analisando a concentração de dióxido de carbono nos gases exalados através da absorção diferencial de infravermelhos. A concentração final de dióxido de carbono é a concentração de dióxido de carbono medida na parte terminal da curva de expiração. A linha de recolha de amostras é colocada na narina ou numa posição próxima do nariz ou da boca e permite a aspiração de uma amostra de ar expirado para a unidade. Existem limitações à exatidão das leituras que devem ser tidas em conta, especialmente quando o dispositivo é utilizado em crianças. O movimento da cabeça, a respiração pela boca, o choro e o bloqueio do tubo por muco resultam em leituras incorrectas. A disponibilidade de pessoal com formação adequada para avaliar o doente e interpretar os resultados da monitorização é tão importante como a utilização dos dispositivos de monitorização corretos. Para além do médico operador, deve estar presente um indivíduo com formação para monitorizar os parâmetros fisiológicos adequados durante a sedação consciente. Ambos os indivíduos devem ser certificados em técnicas básicas de suporte de vida e devem estar familiarizados com o carrinho ou kit de emergência do consultório.

* **A saturação de oxigénio** é monitorizada por oximetria de pulso. Este dispositivo avalia continuamente a saturação de oxigénio da hemoglobina arterial e a taxa de pulso , com valores actualizados a cada batimento cardíaco. Um oxisensor é fixado de forma não invasiva a um dígito da mão ou do pé ou ao lóbulo da orelha e consiste num díodo emissor de luz e num díodo detetor de luz. O díodo emissor de luz emite comprimentos de onda de luz vermelha e infravermelha, e o díodo detetor de luz detecta a luz transmitida através do tecido. Os comprimentos de onda vermelhos são absorvidos principalmente pela hemoglobina oxigenada, enquanto os comprimentos de onda infravermelhos são absorvidos principalmente pela hemoglobina desoxigenada. O processador do dispositivo calcula então a percentagem de oxigenação da hemoglobina e os resultados são transmitidos de forma audível e visual. Ocorre um atraso de mais de um minuto antes de o compromisso respiratório se refletir nos níveis de saturação de oxigénio determinados pela oximetria de pulso. Existe uma correlação entre a percentagem de saturação de oxigénio da hemoglobina (SaO2) e a tensão de oxigénio no sangue arterial (PaO2) que deve ser

apreciada quando se interpreta a saturação de oxigénio.

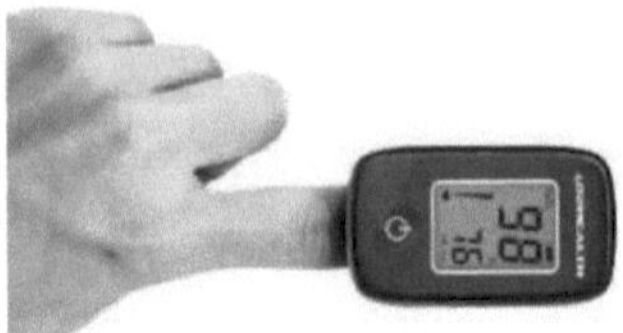

A relação entre os dois parâmetros é representada na curva de dissociação da oxihemaglobina. É o oxigénio não ligado dissolvido no sangue que produz a tensão (PaO2) necessária para conduzir o oxigénio para os tecidos. A hipoxemia ocorre quando a saturação de oxigénio desce para 95%, o que corresponde a uma tensão de oxigénio de 80 mm Hg. Quando os níveis de saturação arterial descem para 90% (PaO2 = 60 mm Hg), o doente começa a dessaturar muito rapidamente e as células dos órgãos vitais começam a ser privadas de oxigénio. O nível de saturação de oxigénio do doente deve ser o mais próximo possível de 100% durante a sedação. A hipoxemia é definida como uma PaO2 inferior a 80 mm Hg (95% Sa02).

Várias condições podem levar a leituras falsas do oxímetro, incluindo

1) Não colocar os díodos diretamente opostos um ao outro

2) Interferência da luz ambiente

3) Colocação de díodos no mesmo membro que uma braçadeira de tensão arterial

4) Esmalte de unhas no dedo ao qual o sensor está ligado

5) Membros frios

6) Pigmentação profunda dos tecidos,

7) Reutilização de oxisensores descartáveis

8) Moção artefacto.

O deslocamento do sensor é a causa mais comum de leituras falsas em crianças e pode ser minimizado com o uso de um sensor com abas adesivas em vez de um sensor de encaixe. A fixação do sensor com fita adesiva adicional e a utilização de um dedo do pé em vez de um dedo da mão também podem ajudar a minimizar a deslocação.

* **A monitorização da temperatura corporal** não é crítica. O método mais prático consiste em utilizar termómetros não descartáveis colocados na região sublingual durante 3-5 minutos antes da leitura. Também estão disponíveis termómetros digitais não descartáveis.

- **O nível de consciência** tem de ser monitorizado de perto para se atingir o nível adequado de sedação e para detetar e responder prontamente a um nível mais profundo de sedação. A consciência pode ser monitorizada observando a resposta a comandos vocais em crianças mais velhas ou a resposta a estímulos físicos nas mais novas. Pode ser utilizado um sistema de pontuação para quantificar o nível de sedação.

Achados clínicos durante o período de manutenção e procedimentos adequados a seguir

CLINICAL FINDINGS	PROCEDURE TO FOLLOW
1. Reduced activity of the eyes (either closed or comfortably fixed toward the ceiling).	Means good sedation. No changes needed.
2. Increased activity of the eyes.	Usually too light. Best to ascertain status by direct questioning. Probably needs positive verbal support and an increased N2O-O2 ratio.
3. Fixed, hard stare of the eyes (possibly with dilation of pupils).	Too deep; approaching excitation stage. Reduce N2O to O2 ratio. Supply verbal and physical contact.
4. Arms and legs crossed.	Patient is not relaxed yet. Needs more N2O and suggestions designed to achieve relaxation. (—As you feel your arms becoming more and more relaxed, let them rest naturally and comfortably by your side, and as you feel your legs becoming more and more relaxed, let them uncross and rest naturally and comfortably.‖)
5. Patient talks too much.	Too light due to mouth-breathing. Place rubber dam or cotton rolls and holder. Be aware of too much N2O when patient finally stops talking. May bring on sedation frighteningly fast.

6. Patient talks too much.	Too light. May need to improve fit of nosepiece or prevent dilution with air or increase N2O or both.
7. Patient answers slowly and deliberately.	Good sedation. No changes needed.
8. Patient does not answer.	May be: 1) tired and asleep or 2) too deep. If no pre-medication was used and ratio of gases is such that anesthesia could not be produced (i.e., 30% N2O), either no change or reduced N2O. If in doubt, arouse patient by physically prodding and check verbally.
9. Perspiration appears on face.	Indicates onset of peripheral vasodilation. No change in ratio of gases needed. Reassure patient that this is expected and will pass. Remove outer garments for use after the appointment and cover with light blanket to reduce rate of evaporation and loss of body heat.
10. Paraesthesia (numbness or tingling) of extremities.	Indicates early phase of Stage 1 and is closely related to peripheral vasodilation phenomenon. Reassure patient that this is —just as it should be.‖ If no other changes occur in one or two minutes, increase ratio of N2O to O2 to achieve Plane 2.
11. Paraesthesia (numbness or	Indicates more profound depth, probably achieving analgesia, and permits injections of local anesthetic to be given comfortably.

tingling) of lips, tongue or oral tissues.	After the injections, the N2O may be reduced or turned off unless needed to control apprehension.

Adaptado de: Langa, Harry, D.D.S. Relative Analgesia in Dental Practice.

Os dispositivos de retenção devem ser verificados para evitar a obstrução das vias respiratórias ou a restrição torácica. Se for utilizado um dispositivo de retenção, uma mão ou um pé deve ser mantido exposto. A posição da cabeça da criança deve ser verificada frequentemente para garantir a permeabilidade das vias respiratórias. Deve estar presente um aparelho de sucção em funcionamento.

Após o procedimento

A criança que recebeu sedação moderada deve ser observada numa instalação de recuperação adequadamente equipada [por exemplo, a instalação deve ter um aparelho de sucção em funcionamento, bem como a capacidade de fornecer mais de 90% de oxigénio e ventilação com pressão positiva (por exemplo, saco e máscara com capacidade de oxigénio, conforme descrito anteriormente)]. Os sinais vitais do doente devem ser registados em intervalos específicos. Se o doente não estiver totalmente alerta, a saturação de oxigénio e a monitorização da frequência cardíaca devem ser utilizadas continuamente até serem cumpridos os critérios de alta adequados.

1. A função cardiovascular e a permeabilidade das vias respiratórias são satisfatórias e estáveis.

2. O doente está facilmente desperto e os reflexos de proteção estão intactos.

3. O doente pode falar (se a idade for adequada).

4. O doente pode sentar-se sem ajuda (se a idade for adequada).

5. No caso de uma criança muito jovem ou deficiente incapaz de dar as respostas normalmente esperadas, deve ser atingido o nível de reatividade anterior à sedação ou um nível tão próximo quanto possível do nível normal para essa criança.

6. O estado de hidratação é adequado.

Teste Trieger

Uma precaução adicional, e que pode ser uma ajuda legal, é o teste de Trieger. Este teste seria administrado tanto no pré-operatório como no pós-operatório. Pede-se ao doente que complete o teste no pré-operatório. Este teste fornece uma linha de base com a qual os testes subsequentes são comparados. O teste é apoiado numa superfície firme (por exemplo, uma prancheta) e pede-se ao doente que ligue cuidadosamente todos os pontos. A pontuação do teste baseia-se no número de pontos que são completamente perdidos. Dois outros factores que podem ser avaliados são (1) o tempo necessário para o doente completar o teste (por exemplo, 10 segundos) e (2) a qualidade geral das linhas (ou seja, rectas, onduladas ou erráticas).

Após a administração de O2 a 100% e a resposta subjectiva do doente de que se sente normal, é administrado o teste de Trieger pós-sedação. A pontuação pré-operatória é comparada com a pós-operatória.

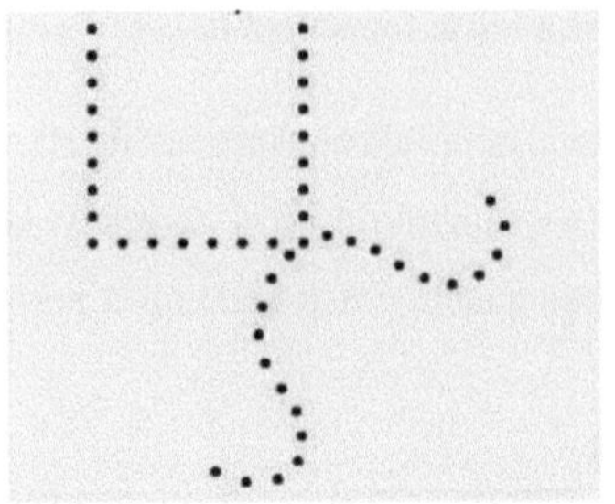
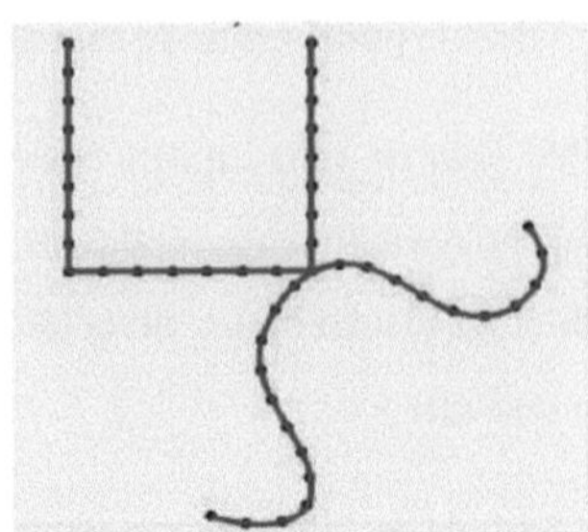

Teste Trieger

COMPLICAÇÕES DA SEDAÇÃO POR INALAÇÃO

As complicações com o óxido nitroso são, de facto, raras; no entanto, não há nenhuma técnica que não tenha um potencial de complicações. As complicações com óxido nitroso (N2O) quase têm de ser intencionais porque esta forma de sedação é extremamente segura. A causa habitual é uma formação inadequada ou incompleta. A combinação de N2O com um ou mais agentes sedativos pode causar sedação excessiva. A N2O é indulgente na medida em que a maioria dos problemas que surgem são rapidamente corrigidos por uma técnica adequada. As complicações incluem as seguintes:

1. Sedação inadequada ou incompleta
2. Má experiência do paciente
3. Desempenho do equipamento

Sedação inadequada ou incompleta

Em primeiro lugar, a sedação inadequada ou incompleta envolve geralmente uma má seleção do doente para a utilização da sedação com óxido nitroso-oxigénio (N2O-O2). Um exemplo seria o tipo de personalidade autoritária, que, quando confrontado com a perspetiva de perda de controlo ou com a sensação dessa perda, se sente desconfortável. O doente, não querendo perder o controlo, lutará, consciente ou inconscientemente, contra os efeitos do agente (N2O). Os doentes emocional ou psicologicamente instáveis podem não se dar bem com a N2O-O2. Os pacientes que usam drogas que alteram a mente também podem ter efeitos residuais conflitantes ou contraproducentes da administração de N2O. Estes doentes, particularmente se forem consumidores crónicos, podem ser resistentes aos efeitos da N2O e/ou esperar ou exigir um nível de potência que está para além da capacidade da N2O em percentagens terapêuticas. Os hipo-responsivos, que representam aproximadamente 15% da população, podem não responder aos níveis mais elevados de N2O que podem ser administrados (concentração de 70%). O uso de N2O-O2 também não se destina a pacientes com muito medo. Escolha cuidadosamente o seu doente e tenha em atenção que a N2O-O2 funciona melhor em conjunto com o anestésico local.

Má experiência do paciente

A segunda classificação de complicações potenciais - má experiência do paciente - pode ser melhor gerenciada pela prevenção. A prevenção é mais fácil e melhor realizada pela titulação do N2O durante a administração. A titulação permite que seja administrado N2O suficiente para atingir o efeito clínico desejado para um determinado paciente em um procedimento específico. A maioria dos pacientes que apresentam complicações está excessivamente sedada. Os sinais e sintomas físicos, como transpiração excessiva, náuseas e vómitos, alucinações, expetoração e aumento da agitação em vez de sedação, são sinais e sintomas claros de sedação excessiva. Se um doente apresentar qualquer um destes sinais, a concentração de N2O deve ser reduzida e, em muito pouco tempo, será evidente uma inversão destas reacções adversas e o estado do doente voltará ao normal. A principal razão para administrar N2O-O2 é proporcionar uma experiência agradável ao paciente, alterando o seu estado de espírito. Qualquer coisa menos que isso é inaceitável.

Desempenho do equipamento

As complicações devidas ao desempenho do equipamento tornaram-se raras devido ao intenso controlo exercido sobre os fabricantes por numerosas agências profissionais e ao desejo extremo dos fabricantes de fornecerem um produto seguro e excelente. Os fabricantes conseguiram fornecer uma máquina segura com sistemas de reserva que garantem a presença de níveis adequados de O_2 para manter o funcionamento. Mesmo com uma falha no fornecimento de O_2, a máquina ainda permite que o paciente receba ar ambiente sem impedimentos. A falha do equipamento pode ser evitada através de um exame e inspeção de rotina da unidade de sedação por inalação.

EFEITOS ADVERSOS

As náuseas e os vómitos são os efeitos adversos mais comuns, ocorrendo em 0,5% dos doentes[42]. Observa-se uma maior incidência com a administração prolongada de óxido nitroso/oxigénio, flutuações nos níveis de óxido nitroso e concentrações aumentadas de óxido nitroso[43]. A cefaleia, náuseas e letargia podem ocorrer devido à diminuição dos níveis de saturação de O_2 (SpO_2) no sangue, causada pela rápida saída do N_2O no seu término[44]. A SpO_2 é a razão entre o O_2 frouxamente ligado à hemoglobina e a hemoglobina reduzida não ligada ao O_2 . A SpO_2 numa pessoa saudável, sem doença pulmonar ou cardiovascular, é de 98-100% (SpO_2) <90% é motivo de grande preocupação e constitui claramente um aviso precoce da perda rápida e iminente de O_2 para o cérebro. Por conseguinte, é essencial a monitorização contínua da SpO_2 do sangue arterial através de um oxímetro de pulso.[45]

Controlo dos vómitos : O médico deve desligar o fluxo de N2O e fazer com que o doente continue a respirar 100% de O2. Quando o vómito começar, retire o capuz nasal ou outro aparelho de administração da face do doente. Retirar o dique de borracha, se existente, e qualquer outro equipamento dentário da cavidade oral. Virar a cabeça e o corpo do doente para o lado oposto àquele em que se encontra a pessoa que está a tratar o doente. Isto permite que o vómito se acumule na bochecha em vez de fluir de volta para a faringe do doente, onde pode ocorrer obstrução das vias respiratórias. Pode ser utilizada uma bacia de rim ou de vómito e uma ponta de sucção de grande volume para ajudar a remover o vómito. Um pedaço de gaze 4 × 4 seca também pode ajudar a remover rapidamente o vómito. Após o incidente, voltar a colocar o capuz nasal no nariz do doente para que este possa respirar 100% de O2 durante pelo menos 3 a 5 minutos. Se o doente não quiser continuar a respirar N2O-O2 durante o tratamento, é preferível respeitar esse desejo. No entanto, não se deve fechar a porta à utilização futura desta valiosa forma de sedação. Deve ser salientado ao doente que o vómito é uma ocorrência muito invulgar e que é pouco provável que volte a ocorrer. Se necessário, podem ser prescritos antieméticos no pré-operatório para este doente.

A hipóxia por difusão pode ocorrer quando a sedação é revertida no final do procedimento. O N2 O escapa para os alvéolos com tal rapidez que o O2 presente se dilui de tal forma que a troca O2-dióxido de carbono é interrompida e cria-se um período de hipóxia. No entanto, este fenómeno não se verifica em doentes pediátricos saudáveis. No entanto, para minimizar este efeito, o paciente deve ser oxigenado durante 5 minutos após um procedimento de sedação.[43]

A incidência de hipóxia por difusão durante a sedação por inalação de N2 O, mesmo em concentrações mais elevadas de ≥50% de N2 O, é muito raramente documentada na literatura disponível. Quarnstrom et al., com a sua experiência clínica em mais de 10 000 administrações de sedação com N2 O sem O2 pós-operatório, não conseguiu detetar quaisquer problemas clínicos como a hipoxia[35].

Segurança da sedação por inalação com óxido nitroso e oxigénio

Entre todos os fármacos e vias de sedação utilizados em odontopediatria, a sedação por inalação de óxido nitroso - oxigénio tem um historial impecável ao longo de 80 anos, com uma mortalidade nula[46]. A segurança do NOIS reside no seu uso exclusivo, sem combinação com quaisquer outros fármacos.

Potenciais riscos biológicos para o pessoal de saúde associados à exposição crónica ao N2O

Vários estudos efectuados com trabalhadores demonstraram que a exposição profissional ao N2O provoca efeitos adversos, como a redução da fertilidade [Rowland et al. 1992], abortos espontâneos e doenças neurológicas, renais e hepáticas [Cohen et al. 1980].

1. Problemas de reprodução:

Os riscos profissionais da exposição ao óxido nitroso foram referidos pela primeira vez em 1967 na literatura russa. Nesse estudo, no qual foram inquiridos anestesistas , tornou-se evidente que a exposição crónica a gases anestésicos tinha um efeito na reprodução. Estudos em animais mostraram efeitos reprodutivos adversos em ratos fêmeas expostos a concentrações de N2O no ar [Corbett et al.1973; Vieira 1979; Vieira et al. 1980, 1983]. Os dados destes estudos indicam que a exposição ao N2O durante a gestação pode produzir efeitos adversos na saúde da descendência[47].

Um estudo [Rowland et al. 1992] relatou que as assistentes dentárias expostas a N2O não aspirado durante 5 ou mais horas por semana tinham um risco significativo de redução da fertilidade em comparação com as assistentes dentárias não expostas. As assistentes expostas tiveram uma redução de 59% na probabilidade de conceção num determinado ciclo menstrual, em comparação com as assistentes não expostas. No caso dos assistentes dentários que utilizaram sistemas de eliminação durante a administração de N2O, a probabilidade de conceção não foi significativamente diferente da dos assistentes não expostos. Uma vez que as exposições ambientais não foram medidas durante estes estudos epidemiológicos, não foi possível estabelecer uma relação dose-efeito.

2. Problemas hematológicos e imunológicos:

Estudos realizados na medula óssea de dentistas que utilizavam habitualmente óxido nitroso nos seus consultórios e de pacientes que receberam sedação com óxido nitroso mostraram uma depressão direta da vitamina B12 que causou alterações na medula óssea. Estas alterações ocorrem através da atividade anormal da metionina sintetase, que causa uma síntese deficiente de ADN na medula óssea, levando a alterações semelhantes à anemia megaloblástica.[48]

3. Problema de fígado

Cohen et al , mostraram um aumento de 1-7 vezes na incidência de doença hepática em dentistas do sexo masculino fortemente expostos, enquanto que um aumento de 1-5 vezes para dentistas do sexo feminino fortemente expostos, em comparação com os seus homólogos não expostos.

4. **Problemas renais**:

Nos homens, o principal componente responsável pelo aumento das doenças renais foi um aumento da incidência de cálculos renais. Nas mulheres, observou-se um aumento do genitor - infecções do trato urinário.

5. Malignidade:

Em 1967, foi demonstrado pela primeira vez que o óxido nitroso era teratogénico.[49] Estudos em animais confirmaram estas descobertas de que a exposição crónica a níveis elevados de óxido nitroso produz efeitos teratogénicos em ratos e que este efeito pode ser parcialmente reduzido ou controlado através da suplementação com ácido fólico. Também há relatos de um aumento de 2 a 4 vezes na incidência de cancro do colo do útero nas assistentes dentárias, indicando um aumento da taxa de malignidade devido à exposição.[85]

6. Fetotoxicidade:

Nunn & Chanarin, em 1985, chamaram a atenção para a fetotoxicidade do óxido nitroso em estudos com animais e sugeriram que a sua utilização como anestésico no primeiro e segundo trimestres de gravidez pode constituir um perigo potencial. Os procedimentos efectuados sob sedação com óxido nitroso no início da gravidez podem resultar em aborto espontâneo. Foram comunicadas outras anomalias não fatais, como nevos, hemangiomas e hidroceles nos recém-nascidos de indivíduos cronicamente expostos [50].

7. Cicatrização de feridas:

A exposição ao óxido nitroso leva a uma diminuição da produção de ADN que, por sua vez, pode causar perturbações nos tecidos que estão a sofrer uma divisão celular rápida. Este tipo de divisão celular ocorre durante a cicatrização de feridas, pelo que se assumiu que o óxido nitroso pode ter um efeito adverso ou retardador na cicatrização de feridas. No entanto, os estudos em animais que testaram a resistência da ferida cicatrizada (através do teste de rutura) não revelaram diferenças muito significativas devido à exposição ao óxido nitroso.

8. Reflexos ambientais:

Também foram levantadas preocupações sobre o efeito do óxido nitroso na atmosfera, a sua contribuição para o efeito de estufa e a destruição da camada de ozono.

Embora seja verdade que o óxido nitroso contribui para estes fenómenos, os anestesiologistas com preocupações ecológicas podem ficar descansados sabendo que o óxido nitroso relacionado com a anestesia representa cerca de 1% da produção global total do agente e que este representa apenas cerca de 0,5% do efeito de estufa.

9. Deficiência psicomotora:

Foi observada uma diminuição do desempenho psicomotor em termos de perceção visual, memória imediata, cognição e respostas motoras em seres humanos que receberam apenas 50 ppm de N2O durante um período de duas horas. Não se pode concluir diretamente este facto devido às falhas desses estudos relacionadas com a perceção do doente, os sintomas subjectivos e o nível de sedação, pelo que é impossível afirmar se pode ocorrer uma deficiência psicomotora irreversível devido à exposição ao óxido nitroso.

10. Abuso de substâncias:

A dependência do óxido nitroso foi demonstrada há mais de 200 anos. Os dados farmacológicos sugerem que existe uma interação direta com o sistema opióide endógeno, incluindo um efeito agonista parital nos receptores opióides.

Os efeitos crónicos da exposição profissional ao óxido nitroso são há muito objeto de debate. Há muitos anos que foram estabelecidas normas de segurança nos Estados Unidos e na Europa. A potencial ação prejudicial sobre os sistemas reprodutivo, neurológico, hematológico, hepático e renal, bem como a possibilidade de aumento do risco de cancro, têm sido objeto de investigação ativa, embora os efeitos profissionais absolutos sejam ainda incertos. Para proporcionar um local de trabalho mais seguro para as pessoas em risco de exposição a resíduos de gases anestésicos, são recomendadas medidas preventivas[51].

Minimizar o risco

Na década de 1970, o Instituto Nacional de Segurança e Saúde Ocupacional estabeleceu diretrizes de limiar para a exposição profissional ao N2O. Foram desenvolvidos sistemas de aspiração que, inicialmente, foram considerados eficazes na redução dos níveis de concentração de N2O nos resíduos para os 25 ppm recomendados pelo NIOSH. No entanto, muitos estudos indicam que, mesmo na presença de dispositivos de limpeza, os níveis de N2O no ambiente excedem habitualmente as recomendações do NIOSH.

Para reforçar ainda mais a importância de reduzir os níveis ambientais de N2O para 25 ppm, várias políticas da ADA e da AAPD afirmam que[52]:

- Utilizar sistemas de exaustão que removam o N2 O durante a expiração do doente. Assegurar que os sistemas de exaustão ventilam adequadamente o ar e os gases eliminados para o exterior do edifício e para longe das aberturas de entrada de ar fresco.
- Utilizar, sempre que possível, ar exterior para a ventilação dos blocos

operatórios dentários.

- Proceder a uma inspeção e manutenção cuidadosas e regulares do equipamento de administração de óxido nitroso/oxigénio.
- Considerar cuidadosamente os critérios de seleção de doentes (ou seja, indicações e contra-indicações) antes de administrar N2 O.
- Selecione um tamanho de máscara adequado para cada doente.
- Durante a administração, monitorizar visualmente o doente e titular o fluxo/percentagem para a dose mínima eficaz de N2 O.
- Incentivar os doentes a minimizar a conversa e a respiração bucal durante a administração de N2 O.
- Utilizar um dique de borracha e um evacuador dentário de grande volume sempre que possível durante a administração de N2 O.
- Administrar oxigénio a 100 por cento ao doente durante pelo menos cinco minutos depois de terminar a utilização de óxido nitroso para substituir o N2 O no sistema de distribuição de gás.

O cumprimento das recomendações acima pode ajudar a minimizar a exposição profissional ao óxido nitroso, reduzindo assim os seus possíveis efeitos adversos.

DESINFECÇÃO DO EQUIPAMENTO

O óxido nitroso, tal como a maioria dos agentes anestésicos inalatórios, é capaz de deprimir os mecanismos de proteção, aumentando assim a incidência de doenças respiratórias. Os artigos de borracha ou de plástico, como o capuz nasal, que estiveram em contacto com o doente ou com a respiração exalada pelo doente, ficam contaminados e devem ser desinfectados antes de serem utilizados novamente por outro doente. Atualmente, existem no mercado artigos de borracha que podem ser autoclavados; são caros mas a possibilidade de reutilização e um método muito melhorado de prevenção da contaminação cruzada tornam os custos toleráveis. A esterilização por gás também é uma alternativa, mas é dispendiosa. A desinfeção química continua a ser uma opção, no entanto, está a surgir a preocupação de que possa haver irritação respiratória após a desinfeção química. Por conseguinte, é muito importante que todo o equipamento seja bem lavado e deixado secar antes de ser reutilizado. Basta seguir as instruções de autoclavagem que serão incluídas com o equipamento para autoclavar a borracha e o sistema de limpeza. De acordo com Yegiela et al[53], para desinfetar quimicamente, proceder da seguinte forma: Após cada utilização, lavar o capuz nasal com água e sabão para remover detritos grosseiros e deixar de molho durante 10 minutos em glutaraldeído a 2%. Enxaguar abundantemente com água da torneira e deixar secar. Yegiela também sugere a esterilização semanal de todos os tubos, sacos de reservatório e capuzes nasais, armazenando-os em glutaraldeído durante 10 horas, seguido de enxaguamento em água da torneira morna durante 1 hora. Estão disponíveis máscaras nasais descartáveis, muitas vezes dadas ao doente ou guardadas no consultório para a próxima consulta. Isto elimina os problemas de contaminação cruzada, mas as despesas adicionais têm obviamente de ser absorvidas de alguma forma. Alguns fabricantes oferecem também a opção de inserir a máscara nasal. Estas inserções podem ser removidas das máscaras nasais após cada doente e autoclavadas ou desinfectadas conforme sugerido acima.

Muitos estudos diferentes sobre o óxido nitroso examinaram os efeitos fisiológicos, ansiolíticos, comportamentais, psicomotores e analgésicos do óxido nitroso em crianças.

1) Efeito na sensibilidade à dor do dente: Um dos primeiros estudos, realizado por **Alfred H. Chambers e George G. Schultz em 1944,** demonstrou o efeito direto da inalação de óxido nitroso e o seu efeito na sensação de dor nos dentes.[54] Neste estudo, foi isolado um incisivo central superior e o paciente foi obrigado a inalar concentrações crescentes de óxido nitroso. O estímulo de teste dado a este foi através de um choque de indução de alta frequência administrado para testar a sensibilidade pulpar em intervalos regulares. Foi observado um grau significativo de analgesia a 30 - 40% de óxido nitroso; enquanto que a analgesia suficiente para a extração foi produzida por 60% de óxido nitroso. Este estudo foi um dos primeiros estudos em que a combinação de sedação e anestesia local não era muito conhecida ou utilizada. No entanto, o nível de analgesia demonstrado foi muito significativo.

William Stanley et al (2012) realizaram um ensaio de controlo aleatório para estudar o efeito do óxido nitroso na eficácia do bloqueio do nervo alveolar inferior em pacientes com pulpite irreversível sintomática e concluíram que, para dentes mandibulares diagnosticados com pulpite irreversível sintomática, a administração de 30%-50% de óxido nitroso resultou num aumento estatisticamente significativo do sucesso do bloqueio do NIA em comparação com o ar ambiente/oxigénio.

2) **Efeitos cognitivos:** Vários estudos mostram o efeito do óxido nitroso na memória e no humor de uma pessoa. **James P. Zacny (2002)**, no seu estudo, categorizou os pacientes de acordo com o nível de ansiedade em pacientes com ansiedade alta, moderada e baixa, que iriam receber sedação com óxido nitroso para tratamento dentário.[55] Foi demonstrado que, independentemente dos níveis de ansiedade pré-operatória, os pacientes experimentaram uma série de efeitos que alteram o humor durante a inalação, a maioria dos quais poderia ser considerada agradável. Clinicamente, estes resultados sugerem que o óxido nitroso

pode ser uma terapia eficaz na redução da ansiedade do paciente durante o procedimento dentário pré-operatório. Outro estudo semelhante, realizado por **L.M. Thompson (1999),** mostrou os efeitos nas tarefas cognitivas e no humor do doente[56]. Concluíram que a utilização da sedação com óxido nitroso não prejudica significativamente as tarefas cognitivas superiores e, por conseguinte, os doentes podem retomar as suas actividades normais no período pós-operatório.

3) **Nível de ansiedade:** Não tem sido claro no passado se a ansiedade da criança é realmente reduzida ou se a criança lida melhor com a situação. **Veerkamp (1995)** estudou o medo dentário longitudinal de 55 crianças a quem foi administrada sedação com óxido nitroso para procedimentos dentários.[57] As correlações entre as pontuações de ansiedade durante o tratamento inicial, de controlo e de acompanhamento de crianças altamente ansiosas sugerem que o óxido nitroso foi um agente bem sucedido na influência da ansiedade em crianças altamente ansiosas num processo a longo prazo.

4) **Comportamento de uma criança**: O comportamento de uma criança durante o tratamento dentário é equiparado a ansiedade na literatura pedodôntica. A administração de misturas gasosas de óxido nitroso - oxigénio na gama de 30 - 39% influenciou profundamente o comportamento das crianças, permitindo-lhes cooperar e permitir a realização de um tratamento dentário satisfatório.[58]

5) **Sinais objectivos**: É imperativo que o operador reconheça quando é atingido o nível de sedação desejado. Isto pode ser feito através da observação dos vários movimentos do corpo e dos olhos. Um estudo de **Milton I. Houpt (2008)** efectuou um estudo em 59 crianças saudáveis com idades compreendidas entre os 4 e os 13 anos e demonstrou os vários

sinais corporais. A presença de mãos abertas foi o sinal objetivo mais comum observado em 90% do grupo de amostragem, seguido de pernas coxeantes (em 81%). Além disso, foi também observada a abdução dos pés com os dedos a apontar na direção lateral. Um sorriso e um estado de transe em que a criança parecia estar a olhar fixamente para o espaço foram observados em 66% das crianças. O riso com inalação de óxido nitroso foi observado apenas em 14% das crianças, sendo difícil de suprimir e controlar e caracterizado como espontâneo por natureza. A atividade dos olhos é um bom indicador do nível de sedação. O movimento geral pode ser reduzido, uma vez que o doente não consegue concentrar-se quando está sedado.

6) **Sintomas subjectivos**: Para além dos sinais objectivos acima mencionados, 70% das crianças também referiram alguns sintomas subjectivos. Um sintoma geral de "sentir-se bem" foi referido por 64% dos doentes. Entre outros, foram referidos sonolência, sensação nos lábios, formigueiro nas extremidades, tonturas, calor e peso.

Efeitos psicomotores: No mesmo estudo, a resposta psicomotora foi avaliada através de desenhos feitos pelas crianças a partir do Bender Visual Motor Gestalt Test para estudar os efeitos do óxido nitroso na capacidade psicomotora das crianças. Observou-se que o óxido nitroso acima de 50% tinha um efeito pequeno mas significativo no efeito psicomotor das crianças.

Gowri Sivaramakrishnan, Kannan Sridharan (2017) realizaram uma revisão sistemática e meta-análise de ensaios controlados aleatórios sobre a sedação com óxido nitroso e midazolam e recomendam a utilização da técnica combinada de óxido nitroso-midazolam em vez da utilização individual de qualquer um dos fármacos devido à vantagem de reduzir a dose total de midazolam utilizada, obtendo assim um melhor perfil de segurança e um nível previsível de sedação para procedimentos dentários. Além disso, a técnica combinada pode melhorar a aceitação da máscara nasal para administrar óxido nitroso.

ANTI-HISTAMÍNICOS

Hidroxizina (Atarax, Vistaril)

É rapidamente absorvido pelo trato gastrointestinal. O efeito clínico é observado em 15 a 30 minutos, com níveis máximos às 2 horas e uma semi-vida média de 3 horas. A administração é efectuada preferencialmente por via oral. As injecções intramusculares devem ser profundas numa grande massa muscular. Deve ter-se cuidado ao utilizar este medicamento numa criança pequena. O medicamento não deve ser injetado por via subcutânea ou intravenosa devido ao potencial de necrose tecidular e hemólise.

Reação adversa:

- Boca seca
- Sonolência (geralmente transitória e pode desaparecer em alguns dias de terapia continuada ou após redução da dose)
- Atividade motora involuntária (tremores, convulsões) geralmente com doses consideravelmente mais elevadas do que as recomendadas
- Hipersensibilidade
- Não foram registados casos de depressão respiratória clinicamente significativa nas doses recomendadas

Dosagem: Oral-1 a 2 mg/kg

Intramuscular (IM)-1,1 mg/kg

Atarax:

Comprimidos - 10, 25, 50 e 100 mg

Xarope-10 mg/5 ml

Vistaril:

Suspensão-25 mg/5 ml , Injetável-25 ou 50 mg/ml

Prometazina (Phenergan)

Uma fenotiazina com propriedades sedativas e anti-histamínicas. Bem absorvida após ingestão oral. O início da ação ocorre dentro de 15 a 60 minutos, com um pico de 1 a 2 horas e uma duração de 4 a 6 horas. As fenotiazinas devem ser utilizadas com precaução em crianças com história de asma, apneia do sono ou história familiar de síndroma de morte súbita infantil. As fenotiazinas reduzem o limiar de convulsão e devem ser evitadas em doentes com tendência para convulsões.

Interações: Potencializa outros depressores do SNC.

Reacções adversas: Boca seca, visão turva, espessamento das secreções brônquicas, hipotensão ligeira, efeitos extrapiramidais.

Dosagem: Oral/IM-0,5 a 1,1 mg/kg

SC-não recomendado

A dose única máxima recomendada é de 25 mg

Comprimidos - 12,5, 25 e 50 mg

Xarope-6,25 e 25 mg/ml

supositório -12,5,25, ou 50 mg,

Injetável - (25 ou 50 mg/ml).

É habitualmente utilizada em combinação com a meperidina[59]- É também utilizada como parte do "cocktail lítico pediátrico", "composto de demerol" ou "DPT" (que inclui meperidina e clorpromazina para além da prometazina[60]A dose sedativa eficaz para a prometazina é de 1,0 mg/kg por via oral ou intramuscular.

Difenidramina (Benadryl)

Trata-se de um anti-histamínico com propriedades sedativas. O medicamento é rapidamente absorvido através do trato gastrointestinal, com efeito máximo em 1 hora e uma duração de 4 a 6 horas. É metabolizado pelo fígado e completamente excretado em 24 horas. Produz um efeito sedativo ligeiro, mas tem efeitos aditivos com outros depressores do SNC.

Reacções adversas:

- Coordenação perturbada,
- Angústia epigástrica,
- Espessamento das secreções brônquicas

DOSAGEM: Oral, IM, ou intravenosa (IV)-1,0 a 1,5 mg/kg

A dose única máxima é de 50 mg

FORNECIDO: Cápsulas-25 e 50 mg

Elixir-12,5 mg/5 ml

Injetável-50 mg/ml

SEDATIVOS NARCÓTICOS

Opiáceos

- Todos os opiáceos produzem sedação e analgesia e têm a propensão para causar depressão respiratória.

• Os opiáceos habitualmente utilizados para sedação/analgesia moderada incluem a morfina, a meperidina e o fentanil.

Morfina

• Produz sedação, analgesia e alteração do humor.

• O início da ação da morfina é de 5 minutos para as doses IV e de 15 minutos para as doses IM.

• O efeito máximo da morfina é de 20 minutos (IV) e 1 hora (IM).

• A duração da ação é de 3 a 4 horas.

• A analgesia pode ocorrer sem perda de consciência, mas doses elevadas podem produzir obtundação e mesmo coma.

• A morfina pode produzir sonolência pós-operatória prolongada, depressão respiratória, náuseas, vómitos e prurido.

Meperidina (Demerol)

A meperidina é um analgésico narcótico cuja ação é semelhante à da morfina nos seus efeitos no sistema nervoso central e nos órgãos constituídos por músculo liso. As suas principais acções terapêuticas incluem analgesia, euforia e sedação, o que a torna ideal para a sedação pediátrica em procedimentos cirúrgicos. O seu início de ação é mais rápido do que o da morfina e a duração do seu efeito é mais curta.

• O início de ação da meperidina é de 3 a 4 minutos (IV) e de 10 a 15 minutos (IM).

• O efeito máximo da meperidina é de 15 minutos (IV) e 45 minutos (IM).

- A duração da ação é de 2 a 4 horas.

É ligeiramente menos eficaz quando administrado por via oral do que por via parentérica, mas a absorção intestinal é relativamente boa em comparação com a de outros narcóticos.

As reacções adversas incluem náuseas e vómitos, sudação, boca seca, hipotensão ortostática (especialmente quando combinados com outros sedativos) e, mais significativamente, depressão respiratória. A utilização de sedativos narcóticos pode facilmente resultar em sedação profunda, particularmente quando combinados com outros fármacos; consequentemente, é essencial uma monitorização cuidadosa para a deteção precoce de depressão respiratória. Se ocorrer depressão respiratória, esta pode ser revertida com antagonistas de narcóticos, como a naloxona. Aumentar os níveis plasmáticos de anestésicos locais, como a lidocaína, aumentando assim o risco de toxicidade da lidocaína.

Dosagem

Quando utilizado com outros agentes, 1 a 1,5 mg/kg por via oral ou intramuscular é uma dose eficaz e, quando utilizado isoladamente, um máximo de 2 mg/kg é eficaz.

Fornecido - Elixir 10 mg/ml,

- Comprimidos 50 ou 100 mg
- Injetável 25, 50, 75, ou 100 mg/ml.

Fentanilo (Sublimaze)

- O fentanil tem um início de ação mais rápido e uma duração mais curta do que a morfina.

- É 100 vezes mais potente do que a morfina.
- O início da ação do fentanilo é de 30 segundos (IV) e de 5 a 10 minutos (IM).
- O efeito máximo do fentanilo é de 10 minutos (IV) e de 30 a 45 minutos (IM).
- A duração da ação é de 30 a 60 minutos.
- O fentanilo em doses moderadas de 2 a 10 microgramas/kg ou em doses mais elevadas, quando administrado rapidamente por via intravenosa, pode produzir rigidez dos músculos esqueléticos, denominada "síndrome do tórax rígido".
- O fentanil impede a libertação de histamina e suprime a resposta ao stress associada à cirurgia ou a procedimentos invasivos e também deprime o centro respiratório no tronco cerebral, de modo a reduzir a resposta normal à hipoxia e à hipercarbia.

Benzodiazepinas

- As benzodiazepinas (BZD) são um grupo de fármacos que tem os seguintes efeitos: ansiólise, sedação/hipnose, relaxamento muscular esquelético, amnésia anterógrada, depressão respiratória e efeito anticonvulsivo[61].
- As benzodiazepinas habitualmente utilizadas para a sedação moderada incluem o diazepam, o lorazepam e o midazolam.

Diazepam (Valium)ZLorazepam (Ativan)

-O diazepam tem uma semi-vida de eliminação longa, 24-48 horas, e metabolitos activos. A ação clínica desenvolve-se dentro de uma hora após a administração oral do comprimido. Devido a uma distribuição pronunciada, o tempo de efeito clínico é bastante curto. Em alguns indivíduos, ocorrem deficiências metabólicas hereditárias, com risco de efeito prolongado. O diazepam é altamente eficaz na redução da ansiedade pré-operatória e útil para as perturbações do sono antes do tratamento.

Rotas

A administração oral de comprimidos pode ser feita numa dose única 1 hora antes do tratamento, ou fraccionada, com metade da dose tomada na noite anterior e a restante metade 1 hora antes do tratamento. Os comprimidos podem ser esmagados e misturados numa bebida açucarada para facilitar a administração.

Doses

Crianças com 4-8 anos de idade: 0,5-0,8 mg de diazepam por quilograma. Dose máxima: 15 mg. Crianças com mais de 8 anos de idade: 0,2-0,5 mg de diazepam por quilograma. Dose máxima de 15 mg.

Diazepam rectal

A administração rectal de uma solução de diazepam atinge os níveis séricos máximos em aproximadamente 10 minutos[62]. Flaitz et al (1985), utilizando esta técnica para facilitar os cuidados de restauração em crianças de 2-6 anos de idade, relataram que era eficaz, previsível e segura[63]. Enquanto Jensen e Schroder (1998) sugeriram que a amnésia resultante facilitava um melhor comportamento e aceitação dos cuidados dentários em crianças de 4-6 anos de idade que tinham sido submetidas a extração anestésica local de dentes incisivos primários traumatizados[64].

Diazepam intravenosoHealy e Hamilton (1971) relataram que o reflexo laríngeo protetor se perdia quando o diazepam intravenoso era utilizado para sedar crianças ansiosas[65]. O uso de diazepam intravenoso foi substituído pela introdução do midazolam.

SEDAÇÃO COM MIDAZOLAM

O midazolam HCL foi sintetizado pela primeira vez por Fryer e Walser em 1976.1 É um fármaco benzodiazepínico hidrossolúvel de curta duração de ação que actua de forma semelhante ao diazepam nos receptores de benzodiazepinas associados ao GABA (ácido -y -amino butírico). Ao contrário do diazepam, a basicidade da molécula permite a formulação de sais estáveis solúveis em água. A elevada lipofilicidade a pH fisiológico e a depuração e eliminação metabólicas muito elevadas permitem um início de ação e uma recuperação rápidos. O efeito do midazolam na sedação de crianças para tratamento dentário foi estudado em vários projectos, e o midazolam é agora o agente BZD padrão para sedação consciente durante o tratamento dentário em crianças[66] .O midazolam tem efeitos ansiolíticos, sedativos, hipnóticos, anticonvulsivos, relaxantes musculares e amnésicos anterógrados[67]. Após administração oral, o pico de concentração plasmática é atingido em 20 minutos, sendo mais rápido por via rectal em cerca de 10 minutos. Após 45 minutos, o efeito sedativo desaparece. A semi-vida de eliminação é de 2 horas, o que facilita uma recuperação rápida.

Contra-indicações [62]

O midazolam não deve ser administrado aos seguintes grupos de crianças

- Crianças com menos de um ano de idade
- Crianças com qualquer forma de doença aguda
- Crianças com doenças neuromusculares como a miastenia gravis

- Crianças com alergia à BZD
- Crianças com apneia do sono
- Crianças com disfunção hepática
- Crianças com disfunção hepática

Efeitos secundários

Os seguintes efeitos secundários devem ser considerados:

- Interações com outros medicamentos
- Pode também causar uma excitação paradoxal nas crianças - "Síndroma da Criança Zangada".
  - Sobre sedação
  - Alucinações
  - Hipoventilação e hipoxemia associada.

Desenvolveu-se depressão respiratória num doente que recebeu midazolam e meperidina por via intravenosa; contudo, não foi determinado se as complicações se deveram à meperidina, ao midazolam ou a uma combinação dos dois fármacos.[68]

- Outro caso envolveu uma paragem respiratória numa criança que tinha recebido midazolarn e fentanil por via intravenosa[69]. Esta complicação pareceu dever-se à dose excessiva de fentanil.
- Um relatório interessante descreveu a perda de consciência associada ao uso de midazolam oral (0,5 mg/kg) com eritromicina (400 mg) administrada para profilaxia antibiótica antes da adenoidectomia.[70] A farmacocinética alterada do midazolam pode ter resultado da redução

da depuração hepática do midazolam pela eritromicina, um fármaco inibidor de enzimas. Por conseguinte, deve ter-se cuidado ao utilizar o midazolam juntamente com a eritromicina

Considerações clínicas Todos os medicamentos utilizados na área de tratamento devem ser claramente rotulados e cada medicamento deve ser administrado de acordo com as recomendações aceites.

Midazolam oral

O midazolam oral pode ser administrado sob a forma de comprimidos ou de uma mistura adoçada para administração através de um copo ou numa seringa sem agulha e depositado na zona retromolar. Os comprimidos são administrados 60 minutos antes do tratamento dentário e as misturas orais são administradas cerca de 20 a 30 minutos antes. Os comprimidos são administrados 60 minutos antes do tratamento dentário e as misturas orais são administradas cerca de 20 a 30 minutos antes.

O midazolam é rapidamente absorvido no trato gastrointestinal e produz o seu efeito máximo em 30 minutos. Tem uma semi-vida curta de cerca de 1,75 horas. Quando administrado em doses entre 0,5 e 0,75 mg/kg de peso corporal, o midazolam oral tem-se revelado um agente sedativo útil para doentes pediátricos em ambulatório de medicina dentária.

O midazolam oral, na dose de 0,5-0,75 mg/kg~ produz amnésia em crianças submetidas a procedimentos cirúrgicos.[72] O grau de amnésia não depende da via de administração,

pois não houve diferença significativa quando o efeito amnésico da administração oral (0,45 mg / kg) foi comparado com o do midazolam (0,2 mg/kg) em crianças.[73]

Midazolam intranasal

O primeiro estudo de administração intranasal de midazolam em crianças foi efectuado por Wilton em 1988[74] e outros estudos foram realizados desde então. Foi administrada uma dose de 0,2 mg/kg-0,3 mg/kg (5 mg/ml, solução IV) numa seringa de 1 ml. Se os doentes não apresentassem sedação significativa em 5 a 10 minutos, era administrada uma dose repetida. Doses mais elevadas requerem um maior volume de fármaco, resultando em mais tosse, espirros e expulsão de parte do fármaco, pelo que é fundamental uma administração cuidadosa. Quando se comparou a administração de midazolam intranasal em gotas com a forma aerossolizada, a aerossolização foi melhor tolerada e levou a um comportamento menos aversivo[75]. As crianças sedadas com midazolam intranasal ficam passivas e moderadamente sonolentas, mas normalmente não adormecem completamente. O tempo médio para atingir as concentrações plasmáticas máximas e o efeito máximo é de 10 minutos e o tempo de recuperação é de aproximadamente 30 minutos, sendo o grau do efeito sedativo semelhante ao obtido com a administração IM[76]. Não foi notificada qualquer incidência de depressão respiratória significativa, emese ou sedação excessiva e todos os sinais vitais, incluindo a saturação de oxigénio, permanecem estáveis durante a sedação. O midazolam intranasal pode ser utilizado em combinação com outros fármacos em procedimentos diagnósticos e cirúrgicos de curta duração em crianças. Uma técnica envolveu 0,2 mg/kg de midazolam intranasal seguido de 9,0 mg/kg de cetamina administrada por via rectal. A estabilidade cardiovascular foi excelente e não se registou depressão respiratória. O tempo médio de recuperação foi de 40 minutos neste método não invasivo de sedação profunda.[77]

- Não é recomendado em crianças que tenham secreções nasais

abundantes ou que sofram de uma infeção do trato respiratório superior.

- Não é recomendado para utilização sem ser num ambiente hospitalar.
- A eficácia desta via de administração está bem estabelecida como pré-medicação para a anestesia, mas a sua utilização é limitada pelo ardor aquando da aplicação na mucosa nasal, que a maioria das crianças considera muito desagradável, bem como pelo sabor amargo do midazolam que atinge a orofaringe.

- Os estudos que utilizaram midazolam intranasal em pacientes pediátricos dentários são poucos e envolveram poucos indivíduos, mas mostraram que a amnésia pode ser induzida[78,79].

Via submucosa

A mucosa bucal tem um rico suprimento sanguíneo e é relativamente permeável, produzindo farmacocinética semelhante à administração intranasal. Por conseguinte, parece ser uma alternativa atractiva à via intranasal.[80] A administração bucal de midazolam em aerossol demonstrou ser segura, eficaz e bem aceite por doentes jovens.[81,82] Também pode ser utilizada uma solução oral em vez de aerossol em spray; no entanto, aumenta a possibilidade de sentir o sabor amargo, o que leva a uma má aceitação por parte dos doentes. O midazolam bucal e intranasal têm o mesmo tempo máximo de ação, enquanto o intranasal tem um tempo de início de ação mais rápido. O midazolam intranasal também provocou menos choro e produziu uma maior proporção de doentes com resultados óptimos de sedação. Chopra et al e Klein et al referiram uma melhor aceitação da via bucal, enquanto Sunbul et al consideraram o midazolam intranasal mais aceitável para as crianças. Curiosamente, apesar de ter sido mal tolerado pelos indivíduos durante a administração, num estudo, uma maior proporção de pais preferiu a via intranasal para sedação futura.[83]

Midazolam rectal

A administração transmucosa de midazolam tem a vantagem de depositar o fármaco diretamente na circulação sistémica. A sedação rectal utiliza esta abordagem transmucosa[84]. A administração rectal requer seringas e um aplicador rectal. Em alguns países, a administração rectal não é comum devido a uma atitude cultural. Apesar disso, a administração rectal de midazolam tem uma boa base de evidência. A duração do início da ação é curta, requer uma dosagem baixa e é fácil de administrar. Foram notificadas reacções adversas como agitação, excitação, inquietação e desorientação, juntamente com uma redução significativa dos níveis de oxigénio no sangue, náuseas e vómitos. Requerem a necessidade de internamento hospitalar.

- As crianças com menos de 25 quilogramas de peso devem tomar 0,3 a 0,4 mg de midazolam por quilograma de peso corporal, com uma dose máxima de 10 mg de midazolam.

- A solução rectal é administrada cerca de 10 minutos antes do início do tratamento.

Interações: A ingestão simultânea de eritromicina, hipnóticos, ansiolíticos, antidepressivos, antipsicóticos, antiepilépticos, anti-histamínicos, opiáceos, sumo de toranja, clonidina e álcool pode potenciar o efeito.

Midazolam intramuscular

- Downs et al (1997) relataram que as crianças sedadas com midazolam IM choraram continuamente durante todo o procedimento, apesar da adição de óxido nitroso, e nem sequer beneficiaram de amnésia.

- Embora a via IV seja a mais eficaz, não é a preferida para as crianças[85]. A administração parentérica é uma das principais causas de ansiedade, desconforto e trauma nas crianças e a tendência em pediatria é evitar as injecções sempre que possível.

O midazolam oferece muitas vantagens em comparação com o diazepam. É mais hidrossolúvel e, por conseguinte, quando administrado por via intravenosa, é menos irritante e provoca menos reacções vasculares locais adversas e dor. As suas meias-vidas de distribuição e eliminação são muito mais curtas do que as do diazepam. Os metabolitos do diazepam são farmacologicamente activos, enquanto os do midazolam não o são. Estas caraterísticas facilitam a utilização do midazolam num contexto dentário em que se espera que o doente tenha alta e seja enviado para casa imediatamente após o procedimento assistido por sedação. A maioria dos estudos com crianças diz respeito à indução da anestesia ou a outros exames (ecocardiográficos, oftalmológicos). Estes procedimentos são relativamente indolores, não invasivos, de duração relativamente curta e requerem apenas uma cooperação limitada do doente. Em contraste, o tratamento dentário consiste frequentemente num procedimento longo que envolve a administração de anestesia local e técnicas de restauração complicadas que requerem a cooperação total do doente. A curta duração da sedação com midazolam também é motivo de preocupação. Para a sua incorporação na dentisteria pediátrica, é normalmente necessário um período de sedação mais longo e talvez seja necessária mais do que uma dose. Em alternativa, uma dose única pode ser adequada quando complementada com óxido nitroso.

Todos os estudos analisados indicam a segurança relativa do midazolam em crianças, independentemente da sua via de administração. Quando administrado em doses sedativas, não ocorre depressão respiratória clinicamente importante. No entanto, tal como acontece com todos os agentes sedativos, as crianças devem ser observadas cuidadosamente e os regimes de dosagem devem ser rigorosamente seguidos sempre que o midazolam for utilizado.

Na improvável ocorrência de depressão respiratória, está disponível um agente de reversão, o flumazenil, que é eficaz. A investigação futura deve incluir o estudo dos efeitos do midazolam intranasal juntamente com o óxido nitroso para a sedação de crianças. Além disso, devem ser investigadas a eficácia e a segurança de doses múltiplas de midazolam intranasal para um efeito sedativo prolongado.

HIPNÓTICOS SEDATIVOS

Barbitúricos

- Os barbitúricos provocam uma depressão geral do SNC ao actuarem no recetor GABA e são utilizados principalmente quando se pretende uma sedação profunda.

- Em geral, os barbitúricos podem causar hipotensão e depressão respiratória relacionada com a dose. Em doses mais baixas, estes medicamentos podem também causar excitação paradoxal.

Methohexital

- O methohexital é um barbitúrico de ação ultracurta com início de ação rápido.

- Embora a dosagem IV seja ideal, a elevada solubilidade lipídica do metoxital permite a administração intramuscular (IM), oral ou rectal.

• Uma dose IV de 0,75 a 1 mg/kg produz normalmente um estado semelhante ao sono sem movimentos espontâneos no espaço de 1 minuto; os doentes acordam normalmente no espaço de 10 minutos.

• O methohexital não é reversível.

• Como o metoxital não é um analgésico, a sua administração pode potenciar a perceção da dor.

• Outros efeitos secundários podem incluir reflexos das vias respiratórias aumentados, depressão do miocárdio.

Pentobarbital

• Barbitúrico de ação curta que é frequentemente utilizado para estudos de diagnóstico não dolorosos.

• Uma dose de 2,5 mg/kg deve produzir uma sedação profunda em 5 minutos, e os efeitos devem durar entre 30 a 60 minutos.

• Os potenciais efeitos secundários são a hipoxia e a hipotensão.

Hidrato de cloral

O hidrato de cloral foi produzido pela primeira vez em 1832 e é um dos medicamentos hipnóticos mais antigos. Trata-se de um sólido cristalino incolor, solúvel em água, álcool e azeite. Tem um odor pungente e um sabor acre. O hidrato de cloral é um derivado clorado do álcool etílico que pode atuar como anestésico quando administrado em doses elevadas. É um analgésico e psicossedativo fraco, com uma semi-vida de eliminação de aproximadamente 8 h. Em pequenas doses, ocorre uma sedação ligeira e, em doses intermédias, produz-se um sono natural. Embora o hidrato de cloral tenha sido amplamente utilizado como agente sedativo pediátrico durante muitos anos, pode ser ineficaz no tratamento da criança refractária devido à absorção variável e à inativação parcial na circulação hepática portal[86].

Dosagem:

A dose oral normal é de 50 mg/kg de peso corporal, com um intervalo sugerido de 40 a 60 mg/kg.

Absorção, destino e excreção:

É absorvido pelo trato gastrointestinal e distribuído pelos tecidos do corpo. O hidrato de cloral é reduzido a tricloroetanol, em grande parte pela álcool desidrogenase no fígado. O etanol acelera a redução, uma vez que a sua própria oxidação fornece nicotina amida adenina dinucleótido (NADH) para impulsionar a redução do hidrato de cloral. Uma quantidade pequena mas variável de hidrato de cloral e uma grande fração de tricloroetanol são oxidadas em ácido tricloroacético. O tricloroetanol é conjugado principalmente com ácido glucurónico e o produto (ácido urocloráIico) é excretado principalmente na urina e, numa extensão limitada, na bílis. Após a administração oral, o início de ação do hidrato de cloral é rápido, com sonolência ou sono despertável a desenvolver-se normalmente em 30 a 45 minutos. A sua duração de ação situa-se entre 4 e 8 horas e a semi-vida plasmática do tricloroetanol varia entre 4 e 12 horas. O principal metabolito do hidrato de cloral é o tricloroetanol, que é responsável pela maioria dos efeitos no SNC.

Efeitos adversos

- As crianças entram frequentemente num período de excitação e irritabilidade antes de ficarem sedadas
- Deprime a pressão sanguínea e a frequência respiratória e pode causar

dessaturação de oxigénio, sonolência prolongada. [87]

- Náuseas e vómitos - complicações comuns, atribuíveis à irritação gástrica.
- Em doses maiores, pode ocorrer depressão do miocárdio e arritmia.

A adição de óxido nitroso resultou na perda de controlo das vias respiratórias em 27% das crianças.[88] Uma vez que o fármaco não produz uma sedação fiável que permita a realização de procedimentos operatórios em doses mais baixas, existe uma tendência para aumentar a dose para obter a sedação necessária. Com esta vasta gama de toxicidade relatada, este fármaco pode ser uma escolha pouco sensata para muitos doentes pediátricos. Recomenda-se que as crianças pequenas não recebam mais de 1 g como dose total.

O hidrato de cloral está contraindicado em crianças com doença cardíaca, bem como naquelas com insuficiência renal ou hepática. Recentemente, tem havido a preocupação de que existe um risco de carcinogénese, especialmente quando utilizado repetidamente[89]. Está a tornar-se rapidamente obsoleto como agente sedativo em odontopediatria.

A dose sedativa eficaz de hidrato de cloral para o doente pediátrico varia entre 50 a 70 mg/kg por via oral ou rectal em combinação com 40 a 50% de óxido nitroso com ou sem outros fármacos sedativos[90]. A sedação eficaz com hidrato de cloral melhora com a adição de outros sedativos para complementar o seu modo de ação, bem como para contrariar a sua irritabilidade gástrica. Os fármacos mais comuns utilizados para este fim incluem, com frequência decrescente, a hiproxizina, a prometazina e a meperidina.

Gary R. Myers (2003)[91] estudou a eficácia e a segurança da submucosa (SM)midazolam e do hidrato de cloral oral (CH) quando utilizados para sedação consciente pediátrica num ambiente clínico dentário. A adição de midazolam SM (0,2 mg/kg) a 50 mg/kg de hidrato de cloral oral para sedação consciente pediátrica resultou num aumento significativo do comportamento calmo e numa diminuição do comportamento de luta para uma melhor qualidade global de sedação quando comparado com o CH oral isolado. A FC média, a FR e a PA permaneceram dentro da faixa normal para pacientes de 2 a 5 anos de idade aos quais foi administrado HC oral com midazolam SM.

Propofol

O propofol, ou 2,6-diisopropilfenol, é um sedativo de ação rápida com uma margem de segurança mais estreita do que alguns outros agentes, ou seja, a dose necessária para produzir um efeito sedativo é próxima da utilizada para induzir a anestesia. São utilizadas bombas de infusão para controlar a dose, estando atualmente em desenvolvimento sistemas controlados pelo doente, que têm sido utilizados com algum sucesso em doentes adultos. Farmacocineticamente, o propofol tem duas fases de distribuição: uma fase rápida com uma semi-vida de distribuição de 1,8 a 8,3 min e uma fase de distribuição mais lenta com uma semi-vida de 34 a 64 min. A semi-vida de eliminação terminal do propofol é de 300 a 700 minutos. A cessação da atividade do propofol ocorre em grande parte através de uma rápida redistribuição do sistema nervoso central para os tecidos periféricos. Embora o propofol tenha uma elevada depuração metabólica, a cessação da atividade não depende da semi-vida de eliminação do fármaco. Os doentes reagem normalmente dentro de 8 a 10 minutos após a interrupção da perfusão de propofol.

Veerkamp *et al (1997)* publicaram um relato de um estudo exploratório em que crianças, principalmente com cáries de mamadeira, tiveram dentes removidos usando propofol administrado por um anestesista.

Os autores relataram que a sedação consciente era difícil de conseguir neste grupo etário e recomendaram mais investigação [92]. Além disso, a utilização de propofol para sedar crianças em unidades de cuidados intensivos levou a reacções adversas graves, relacionadas com hiperlipidemia [93]. Recomenda-se, portanto, que o uso de propofol em crianças seja considerado experimental e, como tal, confinado a instalações hospitalares com a assistência de um anestesista qualificado até que surjam mais evidências de investigação nesta população.

Dexmedetomidina (Precedex)

- A dexmedetomidina é o S-enantiómero da medetomidina, que tem a capacidade de proporcionar uma sedação rápida e estável e de proporcionar analgesia, mantendo simultaneamente a capacidade de excitação e a função respiratória do doente. Demonstrou exercer efeitos sedativos, analgésicos e ansiolíticos após administração intravenosa.

- Uma dose IV de 0,2 a 0,7 mcg/kg/h produz uma sedação eficaz e reduz a necessidade de analgésicos.

- O mecanismo de ação único da dexmedetomidina permite que o doente seja acordado e responda a comandos verbais, faça testes neurológicos e seja interativo, mantendo-se calmo e confortável. Quando o estímulo de despertar é removido, o paciente volta a dormir.

Cetamina

- A cetamina foi sintetizada pela primeira vez por **Calvin Stevens**, cientista **da Parke-Davis**, e foi aprovada pela FDA em 1970. A cetamina é um derivado da fenciclidina que resulta na dissociação entre os sistemas cortical e límbico do cérebro, chamada anestesia dissociativa. Impede que os centros corticais superiores percebam os estímulos visuais, auditivos e dolorosos.

• Uma dose IV de 1 mg/kg induz a sedação em 2 minutos, e os efeitos duram 15 a 30 minutos.

• Os doentes demonstram nistagmo e um olhar vazio que é caraterístico da anestesia dissociativa. A cetamina mantém a estabilidade cardiovascular, bem como o tónus muscular e os reflexos das vias respiratórias.

• As desvantagens da cetamina podem incluir o aumento das pressões intracraniana e intraocular, hipertensão, taquicardia e delírio pós-emergência (ou seja, pesadelos vívidos).

• O uso crónico de cetamina pode levar a deficiências cognitivas, incluindo problemas de memória. É uma das drogas mais prevalentes para uso recreativo devido às suas propriedades dissociativas.

Reinemer et al (1996) descobriram que a combinação de uma benzodiazepina com cetamina resultou num aumento estatisticamente significativo da pressão arterial, da frequência cardíaca e numa queda da saturação de oxigénio.[94] Como tal, foi recomendada uma proficiência avançada nas vias aéreas. Este fármaco não é recomendado para utilização na sedação dentária pediátrica.

POLIFARMACIA

A utilização de combinações de fármacos ou de cocktails de fármacos pré-misturados é geralmente evitada devido ao risco acrescido de efeitos secundários. É mais provável que ocorra depressão respiratória quando é administrado mais do que um agente sedativo. Milgrom *et al.* referiram que 63% do seu grupo de estudo de adultos jovens e ansiosos, sedados com uma combinação de midazolam e fentanil, sofreram de apneia (paragem da respiração).[95] Barr e Wynn (1992) referiram que 37% das crianças sedadas com cetamina e fentanil tiveram náuseas ou vómitos.[96] Num estudo mais recente, quase 40% das crianças sedadas com uma combinação de hidrato de cloral, hidroxizina e petidina sofreram de apneia.[97]

AGENTES DE REVERSÃO

- Existem agentes de reversão específicos para as benzodiazepinas e os opiáceos.

Flumazenil

O flumazenil é um antagonista dos receptores das benzodiazepinas. O medicamento inibe seletivamente os efeitos das benzodiazepinas no SNC através de uma interação competitiva de elevada afinidade com os receptores das benzodiazepinas. Não possui propriedades antagonistas contra os opióides. Quando cuidadosamente titulado, o flumazenil demonstrou ser eficaz na reversão dos efeitos sedativos, mas não necessariamente das qualidades amnésicas ou ansiolíticas das benzodiazepinas. O flumazenil é bem tolerado em doentes sem dependência ou tolerância acrescida às benzodiazepinas. Em doentes com dependência de benzodiazepinas, ocorrerão sintomas de abstinência quando o flumazenil é administrado. O flumazenil induz a atividade convulsiva em doentes que recebem benzodiazepinas para controlo de perturbações convulsivas. O medicamento é recomendado apenas para uso intravenoso e não é recomendado para uso em crianças com menos de 18 anos de idade.

Para a reversão da sedação consciente, a dose inicial deve ser de 0,2 mg administrada durante 15 segundos. Se o nível de consciência desejado não ocorrer após 45 segundos de espera, deve ser administrada outra dose de 0,2 mg e a dose deve ser repetida em intervalos de 60 segundos até uma dose total máxima de 1 mg. A maioria dos doentes responderá a doses entre 0,6 e 1,0 mg. Uma série de injecções é preferível a um único bólus para titular até um ponto final desejado e, assim, gerir o problema com a quantidade mínima eficaz de fármaco. O início da reversão é geralmente observado dentro de 1 a 2 minutos. A duração e o grau de reversão estão relacionados com a dose e a concentração plasmática da benzodiazepina sedativa, bem como com a do antagonista administrado. Esta situação, associada ao facto de a duração do efeito do flumazenil ser mais curta do que a da maioria das benzodiazepinas, significa que pode ocorrer ressedação. Os doentes devem ser cuidadosamente monitorizados quanto à ressedação e à depressão respiratória durante o período de reversão. Quanto mais longo for o período de sedação, mais longo será o período necessário para a monitorização e vigilância da ressedação. Se ocorrer ressedação, podem ser utilizadas doses repetidas de flumazenil com intervalos não inferiores a 20 minutos.

DOSAGEM: IV - como descrito acima

Fornecido: Frascos de uso múltiplo de 5 e 10 ml contendo 0,1 mg/ml em caixas de 10

Naloxona

Um antagonista opiáceo semi-sintético utilizado com o único objetivo de inverter os efeitos dos estupefacientes. A naloxona é um antagonista puro, sem atividade agonista, mesmo em doses elevadas. Actua em 2 a 5 minutos após injeção subcutânea ou intramuscular e em 1 a 2 minutos por via intravenosa. Após administração intravenosa, a duração da reversão é de cerca de 45 minutos; é ligeiramente mais longa quando o fármaco é administrado por via intramuscular ou subcutânea. Sempre que possível, o medicamento deve ser administrado de forma lenta e titulada. Os doentes submetidos a reversão da sedação com naloxona devem ser mantidos sob vigilância contínua até se determinar que o narcótico não produzirá um efeito de ricochete. Se tiver sido tomada a decisão de administrar um antagonista, devem estar disponíveis outras medidas de reanimação, que devem ser utilizadas quando necessário. As reacções adversas incluem náuseas, vómitos, sudação, hipotensão, hipertensão, taquicardia e fibrilhação ventriculares e edema pulmonar. No entanto, nenhum destes efeitos foi registado com a sua utilização na sedação consciente pediátrica.

Dosagem: IV, SC, IM - dose inicial: 0,01 mg/kg; doses subsequentes: 0,1 mg/kg (2 mg no máximo) a cada 2 a 3 minutos A dose para crianças é de 0,1 mg/kg para crianças com menos de 20 kg. A dose para crianças com mais de 20 kg é de 2 mg.

Fornecido: Solução parentérica-0,02, 0,4, 1,0 mg/kg.

VIA DE ADMINISTRAÇÃO

ROTA ORAL

A pré-medicação oral é utilizada habitualmente para sedação mínima e moderada em odontopediatria.

Vantagens:

1. Conveniência:

Normalmente, a administração de medicamentos por via oral é fácil e conveniente, especialmente se o medicamento tiver um sabor agradável e puder ser administrado numa dose baixa.

2. Economia:

Para administrar a pré-medicação oral, não é necessário adquirir equipamento especial de escritório. No entanto, é necessário equipamento especial para monitorizar os sinais vitais do doente e o nível de sedação, tal como especificado nas diretrizes.

3. Ausência de toxicidade:

A via oral de sedação é extremamente segura se as doses terapêuticas forem calculadas para cada doente e se forem utilizados fármacos individuais em doses únicas. No entanto, se forem utilizadas combinações de fármacos ou se forem combinadas duas vias, as hipóteses de efeitos secundários adversos aumentam drasticamente.

Desvantagens

1. Variabilidade do efeito:

A maior desvantagem da pré-medicação oral é o facto de ter de ser utilizada uma dose padrão para todos os doentes, com base no peso ou na área de superfície corporal. A absorção do medicamento pode ser alterada por vários factores, como a presença de alimentos, o tónus autonómico, o medo, o estado emocional, a fadiga, os medicamentos e o tempo de esvaziamento gástrico. O doente pode não cooperar na ingestão do medicamento ou pode vomitar, impossibilitando a estimativa da dose real recebida. O doente pode ficar agitado e não colaborar em vez de ficar sedado e colaborante. A titulação não é possível ou segura com medicamentos orais. Se a absorção da dose inicial tiver sido retardada por qualquer razão e uma segunda dose for subsequentemente administrada com base no pressuposto de que a primeira dose foi ineficaz, ambas as doses acabarão por ser absorvidas, resultando possivelmente num nível sérico elevado do medicamento depressor do SNC. Esta situação pode ter consequências graves, como paragem respiratória, colapso cardiovascular e morte.

2. Hora de início:

A administração de medicamentos por via oral tem o tempo de início mais longo de todas as vias utilizadas para sedação. O tempo de desfasamento varia de 15 a 90 minutos, dependendo do fármaco, e deve ser permitido desde o momento da administração até à tentativa de tratamento. A pré-medicação oral é muito útil em odontopediatria, mas as suas limitações devem ser claramente compreendidas. Deve ser administrada uma dose adequada e deve ser dado tempo suficiente para que a absorção ocorra antes de se poder esperar o efeito desejado.

VIA SUBCUTÂNEA

Ocasionalmente, a via de administração subcutânea é utilizada em odontopediatria para sedação. Nesta situação, o medicamento é injetado no espaço subcutâneo ou submucoso, e não no músculo. Geralmente, aplicam-se a esta via vantagens e desvantagens semelhantes às da via intramuscular, com as seguintes excepções.

Vantagens:

1. Local:

Para procedimentos dentários, alguns medicamentos podem ser injectados submucosalmente dentro da cavidade oral, normalmente no vestíbulo bucal. Isto pode ser menos desagradável para alguns doentes e pais do que múltiplos locais de injeção e o dentista pode achar que é mais confortável e conveniente de executar.

Desvantagens:

1. Desvantagens técnicas:

A taxa de absorção é mais lenta com a via subcutânea do que com as outras vias parenterais. O fornecimento de sangue ao tecido subcutâneo é frequentemente escasso em comparação com o músculo. No entanto, as injecções submucosas na cavidade oral têm um efeito relativamente rápido porque a vascularização é abundante.

2. Desprendimento de tecido:

Existe a possibilidade de descamação dos tecidos, uma vez que o medicamento é depositado próximo da superfície da pele ou da mucosa. Por este motivo, só devem ser administradas por via subcutânea substâncias não irritantes e não devem ser injectados grandes volumes de solução.

3. Custos de responsabilidade:

A administração de medicamentos parentéricos aumenta os custos de cobertura de negligência e pode estar sujeita a leis dentárias estatais que exigem autorizações para a utilização de sedação parentérica.

SEDAÇÃO INTRAVENOSA

Existe um consenso geral entre as autoridades em técnicas de controlo da dor dentária de que, quando a sedação por inalação, como o óxido nitroso - oxigénio, não é desejada ou não está indicada, a via intravenosa é o método de escolha. Os doentes com medo da máscara nasal, com obstrução nasal ou problemas respiratórios são candidatos adequados a esta forma de sedação.

Trieger sugere que "a pré-medicação mais precisa e eficaz para o doente consciente é a que se consegue titulando gradualmente um sedativo diretamente numa veia".

A via intravenosa é a via óptima e ideal para a administração de agentes sedativos.

Vantagens:

1. Titulação:

Entre as vias parenterais, apenas a via intravenosa permite uma titulação exacta do efeito desejado do medicamento. Uma vez que o fármaco é injetado diretamente na corrente sanguínea, em poucos tempos de circulação o fármaco intravenoso exercerá o seu efeito máximo. Podem ser administradas doses pequenas e progressivas durante um período relativamente curto até se atingir o nível de sedação desejado. Assim, evita-se a subdosagem ou sobredosagem com uma dose única padronizada.

2. Dose de teste:

Com a via intravenosa, pode ser administrada uma dose de teste inicial muito pequena e deixar passar um curto período de tempo para observar uma reação alérgica ou uma sensibilidade extrema do doente ao agente.

3. Acesso intravenoso:

No caso de uma emergência médica, a melhor forma de administrar medicamentos de emergência é quase sempre através da via intravenosa. Estabelecer o acesso intravenoso após a ocorrência de uma emergência pode ser muito difícil e pode consumir um tempo precioso

Desvantagens:

1. Desvantagens técnicas:

O estabelecimento do acesso intravenoso (punção venosa) é tecnicamente a habilidade mais difícil que deve ser dominada na prática da sedação mínima e moderada. O procedimento requer treino e prática extensiva.

2. Complicações potenciais:

O extravasamento do medicamento para os tecidos, a formação de hematomas e as injecções intra-arteriais inadvertidas são complicações possíveis de um cateter intravenoso mal colocado. Se o medicamento for injetado demasiado rapidamente, podem ser produzidos efeitos exagerados. Uma reação alérgica anafilática imediata tornar-se-á fatal mais rapidamente se for devida a um bólus intravenoso de um medicamento do que se for devida a uma dose oral ou intramuscular. Todas estas complicações devem poder ser evitadas através da utilização de uma dose de teste e de uma técnica correta e cuidadosa. A tromboflebite é uma complicação rara que é atribuída diretamente à cânula intravenosa.

3. Monitorização dos doentes:

Devido ao aumento do potencial de desenvolvimento rápido de complicações anteriormente referido, o doente que recebe sedação intravenosa requer o mais elevado nível de monitorização.

4. Custos de responsabilidade:

Os custos de responsabilidade são considerados mais elevados porque a via intravenosa é uma via parentérica. É considerado um custo proibitivo para a medicina dentária geral, uma vez que é necessário um arsenal e uma monitorização adicional. A sedação consciente intravenosa em medicina dentária foi introduzida em 1945 por Neils B. Jorgensen.

A técnica de Jorgensen:

Em 1945, Jorgensen utilizou pela primeira vez a combinação de meperidina, pentobarbital e escopolamina em pacientes ansiosos que necessitavam de extracções dentárias. Esta técnica provou ser eficaz e segura.

A técnica Shane:

Esta técnica utiliza um narcótico (alfaprodina), um barbitúrico (methohexital), um psicossedativo menor (hidroxina) e atropina.

Sedação intermitente com methohexital sódico:

Alguns dentistas utilizam metoxital de sódio por via intravenosa para produzir uma sedação relativamente profunda. O doente continua a ser capaz de cooperar com o dentista, mas fica totalmente amnésico. Uma vez que os efeitos do methohexital são de muito curta duração, a sedação e a amnésia são mantidas através da utilização intermitente de pequenas doses, conforme necessário.

Sedação intravenosa com diazepam:

O diazepam é um dos tranquilizantes menores e é frequentemente utilizado para sedação intravenosa em medicina dentária porque é adequado para procedimentos curtos (até 45 minutos) e parece ser bem tolerado tanto por crianças como por adultos. A dose intravenosa habitual para adultos é de 10 mg. Uma vez que o fármaco é titulado lentamente, o dentista pode determinar a dose individual da criança observando cuidadosamente o efeito sedativo à medida que este ocorre. **A Drummond- Jackson** recomenda as seguintes dosagens para crianças:

4-6 anos: 5mg

7-10 anos: 7,5 mg

11-14 anos: até 10mg

A partir dos 14 anos: 10 mg (dose para adultos)

O procedimento habitual consiste em injetar lentamente 2,0 - 2,5 mg de diazepam de 30 em 30 segundos até se observar ptose. Considera-se então que o doente está adequadamente sedado. Foi sugerido que o diazepam deve ser administrado apenas a doentes saudáveis com uma veia com capacidade adequada, uma vez que a solução é bastante viscosa e não é adequada para veias pequenas. Deve também notar-se que a agradável euforia pós-anestésica resultante da utilização de diazepam pode constituir um perigo para uma criança não vigiada. Uma vez que o efeito eufórico pode durar seis a oito horas após uma dose de 10 mg, é importante que a criança tratada seja vigiada cuidadosamente por um adulto responsável durante o resto do dia da consulta.

Neuroleptanalgesia:

Recentemente, foram introduzidos medicamentos que produzem no doente um estado de distanciamento psíquico do que o rodeia. O cloridrato de cetamina é um desses fármacos e é utilizado por alguns dentistas para sedar crianças incontroláveis. Os resultados mais fiáveis com este fármaco parecem ser obtidos através da administração intramuscular em crianças com menos de 45 kg. A via intravenosa parece ter uma série de desvantagens para uso ambulatório, incluindo um efeito variável e uma recuperação longa ou por vezes tempestuosa.

A neuroleptanalgesia também foi obtida pelo uso combinado de um tranquilizante importante e um potente narcótico-analgésico. O droperidol, um forte tranquilizante e antiemético, e o fentanil, um narcótico-analgésico, foram combinados numa mistura comercialmente disponível denominada Innovar. O rácio entre o droperidol e o fentanil é de 50:1 e uma solução habitualmente utilizada contém 2,5 mg de droperidol e 0,05 mg de fentanil por ml. A utilização de droperidol e fentanil não foi considerada útil em crianças e adultos jovens com menos de 100 psi. Atualmente, estes fármacos não são amplamente utilizados para a sedação de pacientes dentários em ambulatório, mas merecem um estudo mais aprofundado. Medidas de emergência na sedação intravenosa:

Os possíveis problemas na técnica intravenosa são os seguintes:

1. Hematomas: Podem ocorrer se o sangue sair da veia durante a punção venosa. Os hematomas locais são tratados com pressão direta e compressas húmidas quentes (calor húmido).

2. Irritação: Isto deve-se ao extravasamento dos medicamentos que pode ocorrer se a agulha se deslocar durante a administração do medicamento. Neste caso, pode ser aplicado calor húmido. Se a zona for dolorosa, é útil uma injeção de 5 a 10 ml de procaína a 1% (sem vasoconstritor) na zona afetada.

3. Venospasmo: O doente pode sentir uma sensação de ardor na área da punção venosa devido a um espasmo na veia secundário ao traumatismo da agulha. Não é necessário qualquer tratamento e a sensação de ardor pode

desaparecer rapidamente

4. Flebite: É uma ocorrência pouco frequente e deve-se provavelmente a traumatismo por agulha ou irritação por fármacos. O inchaço é normalmente localizado, firme e sem inflamação. O inchaço reage bem a compressas quentes.

5. Injeção intra-arterial: Ocorre quando a agulha entra numa artéria em vez da veia injectada. A dor é geralmente maior do que no venospasmo e é distal ao local da injeção. O sangue é geralmente empurrado para dentro da seringa antes da aspiração e pode apresentar pulsação. Foi relatado que as injecções arteriais provocam danos graves nos tecidos, incluindo gangrena, perda dos dedos, da mão e até do antebraço. O melhor tratamento é a prevenção. É necessária a palpação do local da injeção antes da colocação do torniquete, um conhecimento profundo da anatomia dos locais de punção venosa e a utilização de técnicas de punção venosa corretas.

ESTUDOS SOBRE SEDAÇÃO CONSCIENTE

Um estudo piloto RCT para testar os efeitos do midazolam intravenoso como uma técnica de sedação consciente para crianças ansiosas que necessitam de tratamento dentário - uma alternativa à anestesia geral.[97]

O objetivo do estudo é aumentar a base de provas de técnicas de sedação consciente pediátrica aceitáveis e eficazes nos cuidados dentários primários. Comparar três técnicas de sedação consciente para os cuidados primários como alternativa à anestesia geral dentária em crianças. Avaliar a viabilidade e a praticabilidade da realização do ensaio na prática dentária geral. Formar a base para o cálculo do tamanho da amostra e avaliar as escalas de medição. Centro único, ensaio de controlo aleatório (RCT). Clínica de Controlo da Ansiedade de Queensway (QAMC). Uma clínica dentária geral e de referência baseada nos cuidados primários para a gestão de pacientes ansiosos. Sessenta e cinco crianças demasiado ansiosas para serem tratadas com analgesia relativa, necessitando de um procedimento dentário invasivo para o qual será necessária anestesia geral dentária (AGD) se não for possível encontrar uma alternativa. Grupo 1 (n = 20) - Uma combinação de ar medicinal inalado e midazolam intravenoso titulado. Grupo 2 (n = 22) - Uma combinação de óxido nitroso inalado a 40% em oxigénio e midazolam intravenoso titulado. Grupo 3 (n = 23) - Uma combinação de uma mistura inalada de 0,3% de sevoflurano e 40% de óxido nitroso em oxigénio com midazolam intravenoso titulado. Conclusão bem sucedida do tratamento dentário pretendido com uma criança que coopera e responde a comandos verbais. Cinquenta por cento (dez crianças) concluíram com êxito o tratamento no Grupo 1, 73% (16 crianças) no Grupo 2 e 83% (19 crianças) no Grupo 3. Esta diferença não foi significativa a um nível de 5% (chi(2) = 5,53, df = 2, P = 0,07). Do total de 20 insucessos, oito crianças no Grupo 1 e uma criança no Grupo 2 foram tratadas com êxito com a adição de sevoflurano e óxido nitroso em oxigénio. Apenas duas crianças necessitaram de ser encaminhadas para um hospital para DGA e as restantes nove crianças foram tratadas com uma técnica alternativa de sedação consciente. Este projeto-piloto mostra que o midazolam intravenoso, especialmente em combinação com a adição de óxido nitroso inalado ou sevoflurano e óxido nitroso, são técnicas promissoras, seguras e eficazes, suficientes para justificar a utilização de métodos adequados **(Averley 2004).**

Sedação consciente intravenosa com propofol para crianças ansiosas numa unidade especializada em odontopediatria.[98]

O objetivo do estudo é relatar a utilização e a dosagem de propofol, como um novo agente sedativo consciente intravenoso (IV), para crianças ansiosas encaminhadas para um serviço especializado de dentisteria pediátrica. Unidade de Dentisteria Pediátrica, Hospital e Escola Dentária de Glasgow. Trinta e quatro crianças, 25 do sexo feminino e 9 do sexo masculino, com uma idade média de 12 anos e 10 meses, com um peso médio de 54,6 kg (variação de 30-110 kg). Relatório de 34 pacientes que receberam sedação intravenosa pela primeira vez em relação à dose de peso e à quantidade de tratamento concluído. Trinta e duas crianças aceitaram com sucesso os cuidados dentários operatórios na sua primeira visita, receberam uma dose total média de 146,25 mg de propofol (variação de 10 mg a 356 mg); em relação ao peso corporal, a média foi de 2,5 mg/kg (variação de 0,2-5,4 mg/kg). O tratamento que receberam incluiu selantes de fissuras, restaurações de amálgama e adesivas, terapia de canais radiculares e extracções simples e múltiplas. A sua sedação e recuperação decorreram sem intercorrências. Doses subanestésicas de propofol utilizadas para infusão de sedação consciente IV facilitaram o tratamento dentário operatório em crianças ansiosas. **(Hosey 2004)** .

Sedação consciente intravenosa em crianças para dentistas em

ambulatório[99]

A utilização de anestesia geral para tratamento dentário no NHS fora dos hospitais tem mudado ao longo do tempo. Embora as mortes sejam pouco frequentes durante ou imediatamente após a anestesia geral para tratamento dentário, é mais provável que ocorram do que com outros métodos de redução da dor e da ansiedade, como a anestesia local e a sedação consciente. Os inquéritos sobre as recentes mortes por anestesia na prática dentária criticaram o padrão de cuidados prestados em áreas como a avaliação pré-operatória, a monitorização, a reanimação e a transferência para instalações especializadas em cuidados intensivos. **(Mikhael 2007)**

SEDAÇÃO INTRAMUSCULAR

A administração parentérica de fármacos para sedação requer formação e competências adicionais. No caso das injecções intramusculares, deve prestar-se alguma atenção à anatomia do local de injeção e aos diferentes efeitos farmacológicos esperados. Por razões óbvias, o método de injeção não é geralmente preferido em relação à via oral pelos doentes pediátricos, especialmente os do grupo etário mais jovem. Podem surgir ocasiões,

No entanto, quando é vantajoso para o dentista optar por este método. Um exemplo seria a sedação de um doente que se recusa a tomar medicação por via oral ou que, por qualquer razão, não o pode fazer. A situação é aquela em que o doente pode ser momentaneamente contido para a administração. A sedação oral e intramuscular partilham problemas comuns. Continua a ser necessário um tempo prolongado para atingir o efeito máximo, embora seja mais curto do que com a via oral, e observa-se variabilidade e imprevisibilidade no início e no efeito. Outro problema é a total falta de reversibilidade. Exceto no caso dos narcóticos cujos efeitos podem ser revertidos, uma vez que o fármaco se deposita na massa muscular, o operador tem de estar preparado para lidar com problemas inesperados devido à extensão do efeito. A possibilidade de reacções idiossincráticas é também maior.

VIA INTRA-MUSCULAR

A via intramuscular de administração do medicamento envolve a injeção do agente sedativo numa massa muscular esquelética.

Vantagens:

1. Absorção:

A absorção a partir de uma injeção profunda num músculo grande é muito mais rápida e mais fiável do que a absorção por via oral.

2. Vantagens técnicas:

Tecnicamente, a via de administração intramuscular pode ser considerada a mais fácil de todas as vias. Não requer qualquer equipamento especial, exceto uma seringa e uma agulha. Quando são administrados medicamentos por via intramuscular, é necessária pouca ou nenhuma cooperação do doente e a dose total calculada é administrada com um elevado grau de certeza. Pelo contrário, a via de administração oral requer a cooperação do doente. Por exemplo, é muito difícil administrar uma dose completa de um medicamento de sabor amargo a uma criança que não coopera. Além disso, mesmo quando uma criança necessita de contenção, as injecções intramusculares são tecnicamente mais fáceis de realizar do que a colocação de uma cânula intravenosa.

Desvantagens:

1. Início:

A absorção do medicamento injetado pode ser diminuída ou atrasada por vários factores. Um doente com frio ou muito ansioso pode sofrer vasoconstrição periférica na área da injeção, diminuindo significativamente a taxa de absorção. Se o medicamento for depositado profundamente numa grande massa muscular, o elevado grau de vascularização permitirá uma absorção rápida. Se, no entanto, uma parte ou a totalidade do fármaco for depositada entre as camadas musculares, na superfície do músculo, ou não estiver de todo no músculo (todas as possibilidades distintas em crianças pequenas e lutadoras), a absorção pode ser bastante imprevisível.

2. Efeito:

Tal como na via oral, é utilizada uma dose normalizada. Esta é calculada com base no peso ou na BSA do doente. O efeito do medicamento não pode ser titulado com segurança através da administração de doses adicionais devido à possibilidade de sobredosagem cumulativa. Uma dose padrão pode ter pouco ou nenhum efeito em algumas crianças, enquanto pode sedar fortemente outras.

3. Trauma:

A seleção adequada do local de injeção e a técnica apropriada devem minimizar a possibilidade de trauma tecidular. Os locais de injeção desprovidos de grandes nervos e vasos são utilizados para injecções intramusculares, como a região médio-deltoide, o músculo vasto lateral da coxa e o músculo glúteo médio.

4. Acesso intravenoso:

O potencial para efeitos secundários e toxicidade mais rápidos é maior com a via intramuscular do que com a via inalatória ou oral. Uma das principais desvantagens desta via é a ausência de um meio de acesso intravascular patente (um cateter intravenoso) em caso de emergência médica.

5. Custos de responsabilidade:

As companhias de seguros de negligência cobram um prémio mais elevado aos dentistas que administram sedativos parenterais no consultório dentário. Além disso, muitas leis estatais sobre a prática dentária estabeleceram requisitos para a obtenção de autorizações por parte dos dentistas que administram medicamentos parentéricos.

Considerações anatómicas:

A seleção do local de injeção é um aspeto muito importante da administração intramuscular de medicamentos. As principais considerações são a presença de tecido adequado para a deposição do volume do fármaco e a redução do risco de lesão por penetração da agulha. O uso do músculo vasto lateral na parte anterior da coxa é o mais seguro para crianças pequenas. Trata-se de uma área retangular sobre a parte lateral anterior da coxa. O quadrante superior externo, o músculo glúteo máximo e o aspeto médio ou lateral posterior do músculo deltoide são outros locais aceitáveis, desde que o desenvolvimento muscular seja adequado. Após a injeção do medicamento, se o efeito pretendido não for alcançado num período de tempo razoavelmente esperado de 20 a 30 minutos, o tratamento deve ser efectuado nas circunstâncias existentes ou o doente deve ser novamente marcado para uma nova consulta, na qual será utilizada uma dose mais elevada ou um método alternativo de sedação. Tal como acontece com a administração oral, a titulação para um nível desejado de sedação por injeção de quantidades incrementais de medicamento é perigosa e deve ser evitada.

SEDAÇÃO INTRANASAL

Recentemente, a via intranasal tem recebido muita atenção por ser uma alternativa conveniente e fiável para a administração de fármacos. Após a administração intranasal de fármacos lipofílicos, como o propanolol, em ratos, cães e seres humanos, foram registados níveis sanguíneos semelhantes aos registados após a administração intravenosa. Tem a vantagem potencial de ser rapidamente absorvido ao passar pelo metabolismo da primeira passagem do portal. Vários autores relataram que a administração intranasal é um agente de pré-medicação eficaz antes da anestesia geral. O midazolam é uma benzodiazepina relativamente nova e potente que está a ser amplamente utilizada na medicina e na medicina dentária.

É altamente solúvel em lípidos a pH fisiológico, permitindo uma rápida entrada no tecido cerebral e um rápido início de ação. É um medicamento pré-anestésico eficaz em crianças quando administrado por via oral e intranasal. A dose ideal de midazolam para sedação dentária ainda não foi estabelecida. Latson 1996 utilizou 0,2 mg/kg de in midazolam em bebés. Este método é especialmente atrativo em ambulatório.

Vantagens

1. Entra rapidamente no cérebro

2. Eliminação rápida do organismo

Desvantagens

1. Desconforto transitório em forma de queimadura

2. Secreções nasais e trato respiratório superior **(Anna Fuks 1994)**[100]

Comparação da segurança, eficácia e recuperação de midazolam intranasal vs. hidrato de cloral oral e prometazina[101].

O objetivo deste estudo foi comparar a segurança, a eficácia e o tempo de recuperação do midazolam intranasal em spray administrado com um atomizador com o hidrato de cloral e a prometazina administrados por via oral para a sedação de pacientes dentários pediátricos. Foi utilizado um desenho de estudo cruzado, aleatório e duplamente cego, no qual 31 pacientes (idade média de 41,8 meses, intervalo de 26-58 meses) foram submetidos a duas consultas de restauração dentária. Numa das consultas, os indivíduos receberam 0,2 mg/kg de midazolam intranasal; na outra consulta, os indivíduos receberam 62,5 mg/kg de hidrato de cloral com 12,5 mg de prometazina. Os parâmetros fisiológicos (frequência cardíaca, pressão sanguínea, frequência respiratória, saturação de oxigénio) e as avaliações comportamentais (choro, movimento, sono) utilizando a Escala de Avaliação da Sedação de Houpt foram registados no início e de cinco em cinco minutos durante o tratamento. O comportamento geral foi avaliado na linha de base e no final do tratamento. Após o tratamento, foi utilizada uma Escala de Recuperação de Vancouver modificada para determinar o tempo que cada sujeito demorou a cumprir os critérios de alta estabelecidos. Não se registaram diferenças clinicamente significativas nos parâmetros fisiológicos, mas observou-se uma diminuição estatisticamente significativa da pressão arterial sistólica e diastólica nos doentes sedados com hidrato de cloral/prometazina. Não se registaram diferenças significativas no comportamento entre os grupos. Os doentes sedados com midazolam intranasal dormiram menos e recuperaram mais rapidamente do que os doentes sedados com hidrato de cloral/prometazina oral. O midazolam intranasal administrado com um atomizador é tão seguro (avaliado por parâmetros fisiológicos) e eficaz (avaliado por classificações comportamentais) como o hidrato de cloral/prometazina oral para a sedação consciente de pacientes dentários pediátricos.**(Dallman, 2001)**

Avaliação de duas doses de midazolam intranasal para sedação de jovens pacientes pediátricos dentários.

O objetivo deste estudo foi avaliar a eficácia de duas doses de midazolam intranasal na sedação de crianças pequenas para tratamento dentário. Trinta crianças não cooperantes, com uma idade média de 32 meses, que necessitavam de pelo menos duas consultas de restauração, participaram neste estudo. Os pacientes foram distribuídos aleatoriamente para receber 0,2 mg/kg ou 0,3 mg/kg de midazolam por via intranasal, sendo o regime alternativo administrado na segunda consulta. Todas as crianças receberam óxido nitroso a 50% e foram imobilizadas numa prancha Papoose (Olympic

Medical Group, Seattle, WA) com um suporte para a cabeça. O grau de alerta, o choro e o movimento foram avaliados na linha de base e em intervalos de 5 minutos durante o procedimento. A avaliação do comportamento geral em cada sessão foi efectuada por um investigador, sem conhecimento da dose, utilizando uma escala de classificação separada. A fiabilidade das classificações foi avaliada por dois investigadores a partir de gravações de vídeo dos procedimentos. A análise estatística não mostrou diferenças (P > 0,05) no comportamento das crianças que receberam as duas doses. Foi observada uma sedação bem sucedida, avaliada pela ausência de choro ou movimentos mínimos que interrompessem o tratamento, em todas as visitas de tratamento com ambas as doses (pontuação média de 4,66 +/- 1,09 para 0,3 mg e 4,40 +/- 1,04 para 0,2 mg). Não foram observados efeitos adversos e todos os tratamentos foram concluídos com êxito. **(Fuks, 1994)**[100]

COMPLICAÇÕES ASSOCIADAS À SEDAÇÃO MODERADA OU PROFUNDA

Todos os profissionais que administram sedação/analgesia moderada devem ser capazes de reconhecer um doente em dificuldade respiratória e ser capazes de o salvar. Algumas das principais complicações são:

- Ventilação ineficaz resultante de depressão respiratória causando hipoxia e hipercarbia.

- Problemas do sistema cardiovascular, incluindo hipotensão.

- Sobredosagem ou reação a medicamentos (anafilaxia ou reacções anafiláticas).

- Aspiração associada à perda dos reflexos protectores das vias aéreas.

- Náuseas e vómitos.

• Problemas com o equipamento que comprometem a segurança dos doentes.

Obstrução das vias aéreas

• A obstrução das vias aéreas é a complicação mais comum associada à sedação moderada.

• Os sinais de obstrução das vias respiratórias incluem: Estridor inspiratório ou ressonar, movimentos torácicos de balanço, ausência de sons respiratórios, hipoxemia, hipercarbia.

• Nos doentes que recebem sedação moderada, a fonte habitual de hipercarbia é a depressão do centro respiratório provocada pelos medicamentos.

• A hipercarbia é definida como uma PaCO2 superior a 44 mm Hg e é o resultado de hipoventilação.

• A hipoxemia está presente quando a PaO2 é inferior a 60 mm Hg ou a SpO2 pelo oxímetro de pulso é inferior a 90 por cento.

• Se houver suspeita de obstrução das vias respiratórias, considerar:

Reposicionar a cabeça do doente, inclinando a cabeça, aplicando uma elevação do queixo ou um impulso da mandíbula, a obstrução persistente das vias respiratórias pode exigir a utilização de adjuvantes das vias respiratórias, suspender a administração de mais medicamentos.

• Se as medidas anteriores não corrigirem a situação, considerar a ventilação positiva com máscara de saco e mesmo a entubação.

Anafilaxia e reacções anafilactóides

- A anafilaxia e as reacções anafilactóides são agudas e caracterizam-se por pieira, dispneia, síncope, hipotensão e obstrução das vias respiratórias superiores.
- Pode ser causada por libertação de histamina ou alergia ao látex.
- Tratamento das reacções anafilácticas ou anafilactóides: Reconhecimento imediato da situação clínica e interrupção da administração do medicamento suspeito.
- Ventilação com oxigénio a 100 por cento, fixação da via aérea com entubação endotraqueal, utilização imediata de fluidos e epinefrina (IV ou SQ) e anti-histamínicos.

Aspiração

- Os factores de risco para a aspiração são o jejum inadequado ou a ingestão oral recente, a diabetes, a gravidez, a obesidade e a alteração do estado de consciência.
- Suspeitar de aspiração em doentes com os factores de risco acima referidos que apresentem dificuldade respiratória, taquipneia, taquicardia, cianose e dessaturação de oxigénio.
- Os gases sanguíneos podem revelar hipoxemia com acidose metabólica mista e respiratória variável.
- Em casos graves de aspiração, pode ocorrer hipotensão sistémica, hipertensão pulmonar e edema pulmonar.

Náuseas e vómitos

- As náuseas e os vómitos podem causar hipertensão ou hipotensão, taquicardia, bradicardia e aspiração. As náuseas e os vómitos são a principal causa de internamento hospitalar inesperado.

- Os factores predisponentes de náuseas e vómitos são:

Idade (doentes mais jovens são mais susceptíveis), sexo feminino, história de emese pós-operatória, presença de hipoglicemia, dor, hipotensão ou hipoxia.

- Tratamento de náuseas e vómitos: Avaliar e tratar as causas de hipoglicemia, dor, hipoxia ou hipotensão,

Metoclopramida (Reglan) - Adulto: 10 a 20 mg. IV

-Pediátrico 0,15 mg/kg IV

Droperidol - Adulto: 0,625 a 1,25 mg IV

- Pediátrico: 0,01 a 0,02 mg/kg IV

CONCLUSÃO

A sedação em procedimentos pediátricos evoluiu rapidamente na última década devido à maior consciencialização da presença de ansiedade e dor relacionadas com os procedimentos, mesmo nas crianças mais pequenas. O aumento das exigências em situações variadas, as novas definições dos níveis de sedação, os novos requisitos regulamentares e o desenvolvimento de sedativos tituláveis de ação curta estimularam o desenvolvimento de novos paradigmas de sistemas seguros, eficazes e eficientes em termos de recursos para a sedação de procedimentos.

Não se pode ignorar a importância da intervenção com técnicas não invasivas que proporcionam um ambiente seguro e orientado para a criança, bem como uma oportunidade atempada para enfrentar e lidar com situações que provocam medo. O uso de técnicas de sedação pode frequentemente servir para obter comportamentos interferentes e potencialmente nocivos para permitir cuidados de qualidade em segurança, minimizar ou eliminar a necessidade de medidas aversivas e ajudar a fazer a transição de uma criança com falta de capacidade de cooperação para o momento em que o potencial de cooperação se desenvolve.

Entre todos os fármacos e vias de sedação utilizados em odontopediatria, a sedação por inalação de óxido nitroso - oxigénio tem um historial impecável ao longo de 80 anos, com uma mortalidade nula[102]. A segurança do NOIS reside no seu uso exclusivo, sem combinação com quaisquer outros fármacos.

O óxido nitroso é um agente seguro e eficaz para a orientação farmacológica do comportamento em crianças, quando administrado por pessoal treinado em pacientes cuidadosamente selecionados, com equipamento e técnica adequados.

REFERÊNCIAS

1. Freeman RE. Ansiedade dentária: Uma etiologia multifatorial. Br Dent J 1985;159(12):406-8.

2. Akarslan ZZ, Erten H, Uzun O, Iseri E, Topuz O. The relationship between trait anxiety, dental anxiety and DMFT indexes of Turkish patients attending to a dental school clinic. East Med Health J 2010;16(5):558-62.

3. Stephen Wilson, DMD, MA, PhD1 - Milton Houpt, DDS, PhDProjecto USAP 2010: Use of Sedative Agents in Pediatric Dentistry-a 25-year Follow- upSurvey.Pediatric Dentistry V 38 / NO 2 março / abril 16.

4. De Brodsky L. Modern assessment of tonsils and adenoids (Avaliação moderna das amígdalas e adenóides). Pediatr Clin North Am 1989;36:1551-1569; e Cote CJ, et al. A practice of Anesthesia for Infants and Children. Philadelphia, WB Saunders, 1993:313-314).

5. Diretrizes para a monitorização e gestão de doentes pediátricos durante e após sedação para procedimentos de diagnóstico e terapêuticos. AAPD. 2011

6. Nikhil Marwah. Livro de Texto de Odontopediatria. 2014 ,Jaypee, 3rd Edição

7. História da Sedação com Óxido Nitroso - Sedação Dentária .www.sedationdentistry4u.com/nitrous-oxide-sedation-history

8. Diretrizes sobre a utilização de óxido nitroso em pacientes pediátricos dentários. AAPD. 2009

9. Morris S Clark. Manual de sedação por óxido nitroso e oxigénio, 2015. Mosby, 4th edição

10. Murray D. Pharmacologic Management of Patient Behavior (Gestão Farmacológica do Comportamento do Paciente). In, McDonald RE (ed). Mc Donald and Avery's Dentistry for the Child and Adolescent, 9th Editon, Missouri, Elsevier Mosby; 2011.253-264.

11. Daniel E Becker, Morton Rosenberg, Óxido Nitroso e os Anestésicos Inalatórios.Anesth Prog. 2008 Winter; 55(4): 124-131

12. Shashikiran ND, Reddy SV, Yavagal CM. Sedação consciente - A ciência de um artista! Uma experiência indiana com midazolam. J Indian Soc Pedod Prev Dent 2006

13. Malamed SF. Sedação por inalação. In, Malamed SF(ed). Sedation - A guide to patient management, 4th Edition. Missouri, Mosby Elsevier, 1995; 167-284; 1:7-14.

14. Becker D, Rosenberg M: Nitrous Oxide and the inhalation anesthetics,Anesth Prog 55:124,2008

15. Stoelting RK: Pharmacology and physiology in anesthetic practice, ed 4, Philadelphia 2005

16. Frost E A: Central nervous system effects of nitrous oxide (Efeitos do óxido nitroso no sistema nervoso central). Em Eger II EI, editor: Nitrous oxide, Newyork 1985,Elsevier Science Publishing

17. Eger II EI, et al: Clinical pharmacology of nitrous oxide: an argument for its continued use, Anesth Anal 71:575,1990.

18. Jastak JT. O óxido nitroso na prática dentária. Int Anesthesiol Clin 1989; 27(2): 92-7.

19. Trieger N, Loskota WJ, Jacobs AW. Newman M.G. Nitrous oxide- a

study of physiological and psychomotor effects (Óxido nitroso - um estudo dos efeitos fisiológicos e psicomotores). J Am Dent Assoc 1971; 82: 142-50.

20. Nunn JE: Aspectos clínicos da interação entre o óxido nitroso e a vitamina B12, Br J Anesth 59:3,1987

21. Weimann J: Toxicity of nitrous oxide, Best Pract Res Clin Anaesthesiol 17(1):47,2003

22. Metz J :Cobalamin Deficiency and the pathogenesis of nervous system diseae, Annu Rev Nutr 12:59,1992

23. Healton E, Savage D, Brust J et al: Neurologicalapect of cobalamin deficiency, Medicine70:229,1991

24. Singer M, Lazaridis C, Nation S et al: Reversible nitrous oxide - induced myeloneuropathy with pernicious anemia: case report and literature review, Muscle Nerve37 :125, 2008

25. McCarthy FM, Shuken RA. Avaliação da máquina anestésica de fluxo de demanda e revisão da literatura. J Oral Surg 1969; 27: 624.

26. Mark Donaldson, David Donaldson, Fred C. Quarnstrom, Administração de óxido nitroso e oxigénio: quando as caraterísticas de segurança já não são *segurasJADA 2012;143(2):134-143*

27. Bland H. O fornecimento de gases anestésicos e outros gases medicinais. In: Davey AJ, Diba A, editores. Ward's Anesthetic Equipment. 5ª ed.. Londres: Elsevier Saunders; 2005. pp. 23-49.

28. Uma Srivastava,Fornecimento de gás para anestesia: Cilindros de gás. Indian J Anaesth 2013 Set-Out; 57(5): 500-506.

29. Sandberg W, Urman R, Ehrenfeld J. 1st ed. London: Elsevier Saunders; 2010. The MGH Textbook of Anesthetic Equipment.

30. Lin ES. Equipamento anestésico. Em: Pinhock CA, Lin T, Smith T, editores. Fundamentals of Anaesthesia (Fundamentos de Anestesia). 1ª ed., Cambridge, Inglaterra. Cambridge, Inglaterra: Cambridge University Press; 2003. pp. 878

31. Associação de Gás Comprimido. Diameter Index Safety System (Noninterchangeable Low Pressure Connections for Medical Gas Applications). Chantilly, Virgínia: Associação de Gás Comprimido; 2008

32. Associação Nacional de Proteção contra Incêndios. NFPA 55: Código de Gases Comprimidos e Fluidos Criogénicos, Edição de 2010. Quincy, Massachusetts: Associação Nacional de Proteção contra Incêndios; 2010.

33. Tekavec MM. Quão seguro é seguro? Anesth Prog 1971;18(4):72-75.

34. Malamed SF, Clark MS. Óxido nitroso-oxigénio: Um novo olhar sobre uma técnica muito antiga. J Calif Dent Assoc 2003;31(5):397-403.

35. Quarnstrom FC, Milgrom P, Bishop MJ, DeRouen TA. Estudo clínico de hipóxia por difusão após analgesia com óxido nitroso. Anesth Prog 1991;38:21- 3.American Society of Anesthesiologists.

36. Clark MS. Questões contemporâneas em torno do óxido nitroso. In: Malamed SF, ed. Sedation: A Guide to Patient Management. 5ª ed., St. St. Louis, Mo: Mosby Elsevier; 2010:256

37. Hennequin M, Collado V, Faulks D, Koscielny S, Onody P, Nicolas E. Um ensaio clínico da eficácia e segurança da sedação por inalação com uma pré-mistura de 50% de óxido nitroso/oxigénio (Kalinox™) em clínica geral. Clin Oral Investig 2012;16:633-42. 24.

38. Keidan I, Zaslansky R, Yusim Y, Ben-Ackon M, Rubinstien M, Perel A, et al. Fluxo contínuo 50:50 de óxido nitroso: O oxigénio é eficaz para o alívio da dor de procedimentos no departamento de emergência pediátrica. Acute Pain 2003;5:25- 30.

39. Hee HI, Goy RW, Ng AS. Redução efectiva da ansiedade e da dor durante a canulação venosa em crianças: Uma comparação da eficácia analgésica conferida pelo óxido nitroso, EMLA e combinação. Paediatr Anaesth 2003;13:210-6. 26.

40. Fauroux B, Onody P, Gall O, Tourniaire B, Koscielny S, Clément A. The effi cacy of premixed nitrous oxide and oxygen for fi beroptic bronchoscopy in pediatric patients: Um estudo aleatório, duplamente cego e controlado. Chest 2004;125:315-21.

41. Castéra L, Nègre I, Samii K, Buffet C. Patient-administered nitrous oxide/oxygen inhalation provides safe and effective analgesia for percutaneous liver biopsy: A randomized placebo-controlled trial. Am J Gastroenterol 2001;96:1553-7.

42. Kupietzky A, Tal E, Shapira J, Ram D. Estado de jejum e episódios de vómitos em crianças que recebem óxido nitroso para tratamento dentário. Pediatr Dent 2008;30(5):414-9.

43. Paterson SA, Tahmassebi JF. Odontopediatria no novo milénio: Utilização de sedação por inalação em dentisteria pediátrica. Dent Update 2003;30(7):350-6, 358.

44. Clark M, Brunick A, editores. Anatomia e fisiologia da respiração e controlo das vias aéreas. In: Handbook of Nitrous Oxide and Oxygen Sedation (Manual de Sedação por Óxido Nitroso e Oxigénio). Louis, MO: CV Mosby Co.; 2003. p. 77-88

45. Dock M. Controlo farmacológico do comportamento do doente. In: Mc Donald RE, Avery DR, editores. Dentistry for the Child and Adolescent (Medicina Dentária para a Criança e o Adolescente). 9th ed. St. Louis; CV Mosby Co.; 2011. p. 274

46. Holroyd I, Roberts G J ; Inhalation Sedation with Nitrous Oxide : A Review. Dent Update 2000 Apr; 27(3) : 141-143

47. Controlo das exposições ao óxido nitroso durante a administração de anestésicos. DHHS (NIOSH) Publicação Número 94-100 1994

48. Sweeney B, Bingham RM, Amos RJ, Petty AC, Cole PV. Toxicidade da medula óssea em dentistas expostos ao óxido nitroso. Br Med J 1985; 291: 567 - 569.

49. Keeling PA, Rocke DA, Nunn JF, Monk SJ, Lumb MJ, Halsey MJ. Folinic acid protection against nitrous oxide teratogenicity in the rat. Br J Aneasth, 1986; 58 (5): 528 - 534.

50. Nunn JF, Chanarin I, Tanner AG, Owen ER. Alterações megaloblásticas da medula óssea após anestesia repetida com óxido nitroso. Br J Anaesth 1986; 58 (12): 1469 - 70.

51 . Szymanska Risco para a saúde ambiental da exposição crónica ao óxido

nitroso na prática dentária. Anais de Medicina Agrícola e Ambiental: AAEM [01 Jan 2001, 8(2):119-122]

52. Política de Minimização dos Riscos para a Saúde Ocupacional Associados ao Óxido Nitroso. MANUAL DE REFERÊNCIA V 38 / NO 6 16 / 17

53. Yegiela, J.A.; Hunt, I.M.; Hunt, D.E. Disinfection of nitrous oxide inhalation equipment (Desinfeção do equipamento de inalação de óxido nitroso). J. Am. Dent. Assoc. 98:191, 1979. Houpt M, Limb R, Livingston R. Clinical effects of Nitrous Oxide Conscious Sedation in Children (Efeitos clínicos da sedação consciente com óxido nitroso em crianças). Odontopediatria 2004; 26 (1): 29-36.

54. Alfred HC, George GS. Effect of subanesthetic nitrous oxide - oxygen mixtures on pain sensitivity of the tooth. J Dent Res 1944.

55. James OZ, Rebecca JH, Graham L, Debra JJ. Ansiedade dentária pré-operatória e alterações de humor durante a inalação de óxido nitroso. JADA 2002; 133: 82 - 88.

56. Thompson JM, Naeve N, Moss MC, Scholey AB, Wesnes K, Girdler NM. Cognitive properties of sedation agents: comparison of the effects of nitrous oxide and midazolam on memory & mood. Brit Dent J 1999; 187 (10): 55762.

57. Veerkamp JS, Gruythuysen RJ, Hoogstraten J, Van Amerongen WE. Redução da ansiedade com óxido nitroso: uma solução permanente? ASDC J Dent Child. 1995 ; 62(1):44-8. 7.

58. Mamoon F. Sedação por inalação de óxido nitroso e oxigénio em odontopediatria. J Royal Med Serv 2010; 17(1): 38 - 42.

59. Howard L. Needleman. Conscious Sedation For Pediatric Outpatient Dental Procedures International Anesthesiology Clinics Vol 27 No 2 Summer 1989 54. Keats AS, Telford J, Kurosu Y. "Potenciação" da meperidina pela prometazina. Anesthesiology I 96 I ; 22 : 34-41

60. Pequeno EW. Sedação pré-operatória em crianças. Dent Clin North Am 1970;l'1:769-781

61. Nordt SP, Clark R. Midazolam: uma revisão dos usos terapêuticos e da toxicidade. J Emerg Med 1997; 15:357-365 .

62. A.-L. Hallonsten, B. Jensen, M. Raadal, J. Veerkamp, M.T. Hosey, S. Poulsen. Diretrizes da EAPD sobre Sedação em Odontopediatria.2003

63. Lundgren S, Ekman A, Blomback U. Administração rectal de diazepam em solução. Um estudo clínico sobre sedação em dentisteria pediátrica. Swedish Dental Journal 1978; 2: 161-166.

64. Flaitz CM, Nowak AJ. Avaliação do efeito sedativo do diazepam administrado por via rectal no paciente dentário jovem. Odontopediatria 1985; 7: 292-296.

65. Jensen B, Schroder U. Acceptance of dental care following early extractions under rectal sedation with diazepam in preschool children. Ata Odontologica Scandinavica 1998; 56: 229-232.

66. Healy TE, Hamilton MC. Diazepam intravenoso na criança apreensiva. British Dental Journal 1971; 130: 25-27.

67. Jensen B. Benzodiazepine sedation in paediatric dentistry. 2002.

68. Ari Kupietzky,Milton I. Houpt, Midazolam: uma revisão do seu uso para sedação consciente de crianças. Odontopediatria: julho-agosto de

1993 - Volume 15, Número 4 237

69. Diament MJ, Stanley P: The use of midazolam for sedation of infants and children. Am J Roentgenol150:377-78, 1988.

70. Yaster M, Nichols DG, Deshpande JK, Wetzel RC: Sedação intravenosa com midazolam e fentanil em crianças: Relato de caso de parada respiratória. Pediatrics 86:463-66, 1990.

71. Hiller A, Olkkola KT, Isohanni P, Saarnivaara L: Inconsciência associada a midazolam e eritromicina. Br J Anaesth 65:826-28, 1990.

72. Feld LH, Negus JB, White PF: Medicação oral pré-anestésica com midazolam em pacientes pediátricos ambulatoriais. Anesthesiology 73:831-34, 1990.

73. Payne KA, Coetzee AR, Mattheyse FJ: Midazolam e amnésia na pré-medicação pediátrica. Ata Anaesthiol Belg 42:101-5, 1991.

74. Wilton NCT, Leigh J, Rosen DR, Pandit UA: Sedação pré-anestésica de crianças pré-escolares usando midazolam intranasal. Anesthesiology 69:972-75, 1988.

75. Primosch RE, Guelmann M. Comparison of drops versus spray administration of intranasal midazolam in two- and three-year-old children for dental sedation. *Pediatr Dent.* 2005;27:401-408.

76. de Santos P, Chabas E, Valero R, Nalda MA: Comparação da pré-medicação intramuscular e intranasal com midazolam em crianças. Rev Esp Anestesiol Reanim 38:12-15, 1991 (Espanhol).

77. Saint-Maurice C, Landais A, Delleur MM, Esteve C, MacGee K, Murat I: O uso de midazolam em procedimentos cirúrgicos curtos e de

diagnóstico em crianças. Ata Anaesthesiol Scand Suppl92:39-41, 1990

78. Hartgraves PM, Primosch RE. Uma avaliação do midazolam oral e nasal para sedação dentária pediátrica. ASDC Journal of Dentistry for Children 1994; **61**: 175-181.

79. Abrams R, Morrison JE, Villasenor A, Hencmann D, Da Fonseca M, Mueller W. Segurança e eficácia da administração intranasal de medicamentos sedativos (cetamina, midazolam ou sufentanil) para procedimentos dentários pediátricos urgentes e breves. Anesthesia Progress 1993; **40**: 63

80. Schwagmeier R, Alincic S, Striebel HW. Midazolam pharmacokinetics following intravenous and buccal administration. *Br J Clin Pharmacol.* 1998;46:203-206.

81. Klein EJ, Brown JC, Kobayashi A, Osincup D, Seidel K. Um ensaio clínico aleatório que compara midazolam oral, intranasal aerossolizado e bucal aerossolizado. *Ann EmergMed.* 2011;58:323-329.

82. Tavassoli-Hojjati S, Mehran M, Haghgoo R, Tohid-Rahbari M, Ahmadi R. Comparação de midazolam oral e bucal para sedação dentária pediátrica: um ensaio clínico aleatório, cruzado, para eficácia, aceitação e segurança. *Iran JPediatr.* 2014;24:198-206

83. McCloy RF, Pearson RC: Que agente e como o administrar? A review of benzodiazepine sedation and its reversalin endoscopy. Scand J Gastroenterol Suppl 179:7-11, 1990.

84. Nathan JE, West MS. Comparação de hidrato de cloral-hidroxizina com e sem meperidina para o tratamento do paciente pediátrico difícil. ASDC Journal of Dentistry for Children 1987; **54**: 437-444.

85. Cray SH, Hinton W. Sedação para investigações: efeito prolongado do cloral e da trimeprazina (carta). Archives ofDisease in Childhood 1994; **71**: 179.

86. Moore PA, Mickey EA, Hargreaves JA, Needleman HL. Sedação em dentisteria pediátrica: um procedimento de avaliação prática. Journal of the American Dental Association 1984;**109**: 564-569.

87. Comité de Drogas e Comité de Saúde Ambiental da Academia Americana de Pediatria. Declaração de política: Utilização de hidrato de cloral para sedação em crianças RE9321. Pediatria 1993; **92**: 471-473.

88. Garcia-Godoy F. Pré-medicação com hidrato de cloral em odontopediatria. Ata Odontol Pediatr 1984;5:49-51

89. Gary R. Myers, Christopher L. Maestrello, Arthur P. Mourino, Al M. Best.Effect of Submucosal Midazolam on Behavior andPhysiologic Response When Combined With Oral Chloral Hydrate and Nitrous Oxide Sedation. Odontopediatria - 26:1, 2004

90. Veerkamp JS, Porcelijn T, Gruythuysen RJ. Sedação intravenosa para tratamento ambulatório de pacientes dentários infantis: um estudo exploratório. ASDC Journal of Dentistry for Children 1997; **64**: 48-54.

91. Comité de Segurança dos Medicamentos. Current problems in pharmacovigilance, 27. Londres: Agência de Controlo dos Medicamentos, 2001.

92. Reinemer HC, Wilson CF, Webb MD. A comparison of two oral ketaminediazepam regimens for sedating anxious pediatric dental patients. Pediatric Dentistry 1996; **18**: 294- 93. UK National Clinical

Guidelines in Paediatric Dentistry (Diretrizes Clínicas Nacionais do Reino Unido em Odontopediatria). Jornal Internacional de Dentisteria Pediátrica 2002; **12:**359-372

94. Milgrom P, Beirne OR, Fiset L, Weinstein P, Tay KM,Martin M. The safety and efficacy of outpatient midazolam intravenous sedation for oral surgery with and without fentanyl. Anesthesia Progress 1993; **40**: 57-62.

95. Barr EB, Wynn RL. Sedação intravenosa em odontopediatria: uma alternativa à anestesia geral. Odontopediatria 1992; **14**: 251-255.

96. Rohlfing GK, Dilley DC, Lucas WJ, Vann WFJ. The effect of supplemental oxygen on apnea and oxygen saturation during pediatric conscious sedation (O efeito do oxigénio suplementar na apneia e na saturação de oxigénio durante a sedação consciente pediátrica). Odontopediatria

97. Averley PA, Lane I, Sykes J, Girdler NM, Steen N, Bond S. Um estudo piloto RCT para testar os efeitos do midazolam intravenoso como uma técnica de sedação consciente para crianças ansiosas que necessitam de tratamento dentário - uma alternativa à anestesia geral.Br Dent J. 2004 Nov 13;197(9):553-8;

98. Hosey MT[1], Makin A, Jones RM, Gilchrist F, Carruthers M. Propofol intravenous conscious sedation for anxious children in a specialist paediatric dentistry unit. Int J Paediatr Dent. 2004 Jan;14(1):2-8.

99. Mikhael MS, Wray S, Robb ND. Intravenous conscious sedation in children for outpatient dentistry. Br Dent J. 2007 Sep 22;203(6):323-31

100. Anna B. Fuks, CD Eliezer Kaufman, DMD Diana Ram, CD Shlomit

Hovav, DMD Joseph Shapira, DM Assessment of two doses of intranasal midazolarn for sedation of young pediatric dental patients Pediatric Dentistry: julho-agosto de 1994 - Volume 16, Número 4 3

101. Dallman JA, Ignelzi MA Jr, Briskie DM Comparação da segurança, eficácia e recuperação de midazolam intranasal vs. hidrato de cloral oral e prometazina. Pediatr Dent. 2001 Set-Out;23(5):424-30

102. Holroyd I, Roberts G J ; Inhalation Sedation with Nitrous Oxide : A Review. Dent Update 2000 Apr; 27(3) : 141-143

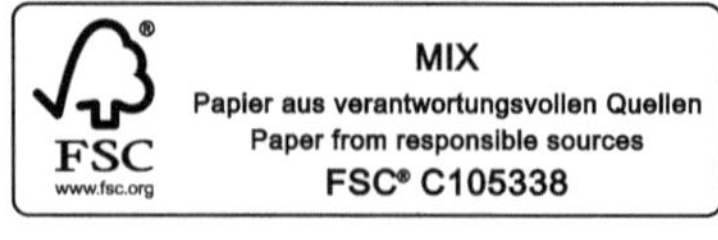

Printed by Books on Demand GmbH, Norderstedt / Germany